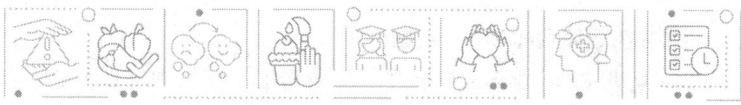

ADHD
多动症儿童的科学养育与干预

家校合作指导手册

卞巧云 ◎ 主编

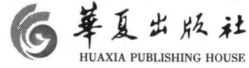
华夏出版社
HUAXIA PUBLISHING HOUSE

图书在版编目（CIP）数据

多动症儿童的科学养育与干预：家校合作指导手册/卞巧云主编．北京：华夏出版社有限公司，2024.8．--ISBN 978-7-5222-0731-5

Ⅰ．R748-62；G78-62

中国国家版本馆 CIP 数据核字第 2024V4E353 号

多动症儿童的科学养育与干预：家校合作指导手册

主　　编　卞巧云
责任编辑　赵　楠

出版发行	华夏出版社有限公司
经　　销	新华书店
印　　装	三河市少明印务有限公司
版　　次	2024 年 8 月北京第 1 版　　2024 年 8 月北京第 1 次印刷
开　　本	880×1230　1/32 开
印　　张	7.75
字　　数	134 千字
定　　价	69.00 元

华夏出版社有限公司　网址：www.hxph.com.cn　电话：(010) 64663331（转）
地址：北京市东直门外香河园北里 4 号　邮编：100028
若发现本版图书有印装质量问题，请与我社营销中心联系调换。

编委会

主　编： 卞巧云
副主编： 代玉美　石　影
编　委： 石　娟　赵　佳　王　琳
　　　　　安　娜　王晓萌　刘秀华
　　　　　李　环　韩俊明　贾学芳
　　　　　王连长

前　言

　　工作中，我经常接到心理老师、班主任以及学生家长的求助：有这么一类学生，他们的主要表现是注意力明显不集中、活动过度或易冲动、同伴关系紧张等等，他们在班级里虽然占比不高，但是影响却很大，往往会牵扯班主任很多的精力，家校沟通效果也不大，因为家长在面对这样的孩子时会感到无力和挫败，班主任也心力交瘁。多年从事青少年心理健康教育工作的我，了解这类学生有神经发育障碍，在临床上被称为注意缺陷多动障碍（英文全称是Attention deficit and hyperactivity disorder，简称ADHD），也就是我们平时说的多动症。

　　那些患多动症的孩子，因为他们的行为不被家长、老师以及同学、同伴理解，很多时候都会被家长批评和打骂，被老师认为是态度甚至是品行有问题，被同学嫌弃和排挤，他们的自信心受到严重打击，有些孩子出现了对立违抗甚至是反社会行为。

多动症不仅仅是一种注意力缺陷或过度活跃，它有三种亚型：注意力缺陷型、多动/冲动型和二者的混合型。在这里面，单纯的注意力缺陷型多动症往往很容易被家长和老师忽略，从而延误治疗和干预时机。多动症也不仅仅是一种暂时性的障碍，事实上，有一部分多动症孩子的症状经过干预会得到有效缓解或痊愈，而另一部分孩子的症状会延续到成年，成为成年多动症，影响职业生涯发展。还有一个人们最关注的多动症的成因问题。大量科学研究得出结论，对于大多数多动症患者来说，遗传和环境风险因素累积起来导致了这种疾病。多动症的病因主要是遗传因素，而环境因素只占病例的一小部分。认识这个问题，对于多动症孩子的父母和老师极为重要，这样就会减少父母因认为是自身管教问题导致孩子有多动症而产生的内疚感和负罪感，也在一定程度上帮助老师更加理解多动症孩子的行为，而不会一味地认为是孩子的态度问题，进而对他们多一些关注和关爱。

多动症孩子在儿童青少年中的比例是5%~8%，而人们对多动症的了解多局限于知道"多动症"这个名称，部分家长和学校老师以及社会上的一些人，还认为多动症是习惯问题，是态度问题，是家长养育问题等。儿童、青少年的大部分时间都是在学校度过的，我认为，学校教师的参与很有必要。基于这个想法，我申请了科研课题"基于家校合作的儿童多动症综合干预研究"，希望帮助到更多的多动症孩子。

多动症患者是个特殊群体，是个需要被特别关注的群体。每一个多动症孩子都是一颗独特的星星，当他们的家长更加慈爱、当他们的老师更加智慧，这些孩子就不再是一个个有问题的学生，而是一个个拥有无限潜能的小专家。愿家校携手共同帮助他们，让他们每个人都创造出无限的生命奇迹。

目 录

第一部分 认识多动症

第一章 了解多动症 ································ 003
第二章 多动症的科学干预 ························ 022

第二部分 成为有执行力的家长

第三章 我的孩子有多动症吗 ····················· 043
第四章 养育多动症孩子的原则···················· 055
第五章 如何帮助改善多动症孩子的行为 ········ 103

第三部分　家校合作共育

第六章　加强学校和家庭的联系 · 147

第七章　多动症孩子的学校教育管理 · · · · · · · · · · · · · · · · · 160

第四部分　多动症养育难点问答

帮助改善孩子行为操作中的难点 · 183

家长和教师需要了解的常见多动症知识 · · · · · · · · · · · · · · 204

参考文献 · 223

附　作者研究的课题 · 225

第一部分　认识多动症

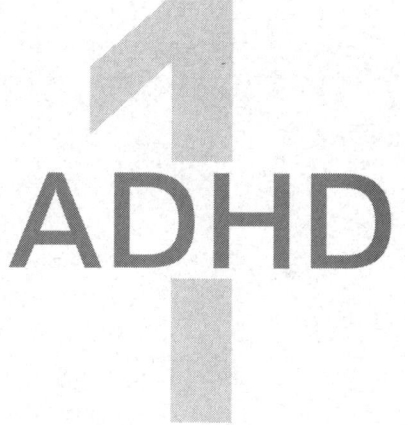

第一章　了解多动症

如果孩子在注意力方面存在问题，如过度活跃、抑制能力缺失，并且这些问题达到一定的严重程度，那么孩子就可能患上了一种发育性能力缺失的疾病，称为注意缺陷多动障碍（ADHD），或者多动症。

在"多动症"被确定为一种障碍的过去几十年中，许多人并不理解这种障碍是什么，甚至被注意缺陷多动障碍或多动症这个名字所误导。对于多动症孩子的家长而言，接触到这些不准确的观点是一件很不幸的事情，只会延误病情，并且以错误的教养方式对待孩子、误解孩子。只有真正了解了多动症，才能让孩子及时得到诊断和治疗，才能真正理解那些多动症孩子的行为表现，才能用科学的方法养育多动症的孩子。

📖 人们对多动症的误解

活泼好动是孩子的天性,几乎所有的孩子都有不同程度的注意力不集中情况。即便是有些孩子表现出来的难以保持注意力、难以控制自己的行为、难以抑制自己的冲动,大多数情况也会被认为是孩子的年龄还小,不够成熟,随着他们逐渐长大,问题就会得到缓解或者消失。

这种说法对于有的孩子也许是正确的,但是如果你发现孩子的多动冲动水平过高,控制能力特别差,孩子的注意广度明显过窄,尤其是学龄的孩子,老师经常跟你反映孩子在学校完成课业有困难,无法跟同学和谐相处,在家里没有家长监督的情况下,不能完成老师留的作业,这种问题已经严重影响到孩子的适应功能了,你就不要再相信什么"这就是孩子的天性""孩子只是成熟得有点晚,长大了自然就会好了"等等说法。

在很多关于多动症的书籍里,一些结论和建议都是源自作者自己的临床经验,而这些内容通常是不正确的。一些专业医生(非儿科或精神科专门研究多动症的医生)、专业的心理咨询师(咨询方向和专长不是针对多动症的),对多动症的了解也会有偏差和误解。

关于多动症的一些错误说法

- 多动症是父母养育不当造成的；
- 到青春期之后，孩子的多动症会自动痊愈；
- 使用兴奋剂作为多动症治疗药物只对儿童起效，对年纪大一些的青少年或成年人无效；
- 治疗多动症的药物只应当在上学期间服用；
- 避免食物中的添加剂和蔗糖对多动症孩子有好处；
- 玩电子游戏过度、看电视过度会导致多动症；
- 过快的生活节奏导致多动症；
- 多动症儿童都是天才，比如达·芬奇、牛顿、爱迪生、菲尔普斯等等。

多动症的症状表现

如果一个孩子患有多动症，我们可能发现他的行为表现主要有注意力问题、冲动问题与活动过量或"过动"问题。

多动症儿童经常出现的注意力问题有：

- 丢东西，尤其是完成任务所需的东西；
- 似乎不听别人说话；
- 无法完成分配给他们的任务；
- 不能像其他孩子那样集中注意力；
- 容易分心；
- 在没有监督的情况下，无法做事；
- 一个活动没有完成，就换到下一个活动；
- 无法回忆在特定情况下他们被告知要做什么，或应该做什么。

多动症儿童经常出现的冲动问题有：

- 说话过多，经常说一些不该说的话或做一些不该做的事；
- 打断他人说话、打扰他人以及打断他人正在做的事；
- 做一件事之前不会思考，冲动之下行动太快；
- 缺乏耐心，难以延迟自我满足；
- 选择做一些能带来即时满足或回报的事情，即使是在不恰当的时候；
- 快速强烈地表现出自己的情绪，并且基本上不会调整自己的情绪来适应当时的情境，尤其是几乎不会控制负面情绪，如不耐烦、沮丧、有敌意、恼火、愤怒，甚至在受到刺激时表现出攻击性；
- 不能预见危险行为的后果，最终导致比其他儿童受到更多的各种意外伤害及更多的运动损伤。

多动症儿童经常出现的活动过量或"过动"问题有：

- 坐立不安，躁动，扭来扭去，在需要坐着不动时，他们会一边移动胳膊和腿，一边极力想让屁股待在椅子上；
- 表现得好像身体里安装了马达，在房间里或其他环境中走动得比其他人多得多，几乎一直在动；
- 触摸物品，甚至触摸他人；
- 行为举止比其他人更用力、更突然，更容易做出更多的动作；
- 说话比其他人多，发出的声音或噪声通常比同龄人多；
- 小时候攀爬过多，在房间或游戏区里比其他孩子跑动得更多，并且更愿意做出各种引起他人注意的滑稽动作；
- 比其他孩子更喜欢钻到某个物体里，尤其是不恰当的物体，因此必须比其他孩子更经常、更密切地接受监督。

多动症的主要症状可能不是注意力问题

多动症这个名字是我们一直沿用的术语，但过去几十年的科学研究已经发现，多动症最主要的症状可能不是注意力问题，而是自我约束问题。多动症这种障碍实际上是以各种各样的方式削弱了一个人对自己负责的能力以及对他人负责的能力。患有多动症的儿童和成人在涉及时间的行为管理上存在着缺陷。他们的时间感弱，不能专注地把一件事做完，不能像其他人一样使用时间知觉来指导自己的行为，不能有效地管理自己的时间，无法在最后期限完成任务，尤其对未来的时间管理是缺乏的，即便是短到10~20秒这样的时间间隔，他们也不擅长管理。这些都是其他人能做到的。多动症孩子永远不能像其他人那样，随着年龄增长，逐渐掌握有效使用时间的能力。

多动症的病因

多动症是由一系列的原因引起的。科学家经过多年研究，发现一些过去被认为可能引起多动症的因素其实并不会导致多动症。比如，吃什么也许与多动症无关；前庭系统似乎并未以任何方式参与冲动控制和注意力；家庭环境和教养方式也并非导致多动症的原因；看电视过多不会导致多动症。

多动症科学研究探索了引发疾病的原因，认为主要是脑损伤或大脑发育异常。科学家们注意到多动症孩子和大脑前额叶区域受伤的人，在行为问题上存在惊人的相似之处，这个大脑区域被认为是人类与其他动物体内负责执行功能和自律行为的。然而，多年前科学家们已经意识到，多动症孩子较少存在脑损伤，大多数患有多动症的孩子没有明显的脑损伤。大量研究证实，多动症与大脑功能有关。多动症患者至少有五个大脑区域明显小于普通同龄人：（1）小脑，这是后脑一个非常古老的结构，是头骨的基础；（2）胼胝体前部，这是大束神经纤维，连接左右脑半球，允许它们之间相互交流；（3）右侧尾状核，这是形成基地神经节的结构之一，也是大脑的中心；（4）更普遍的是大脑的右半球；（5）大脑的前额叶区域。那些多动症患者的脑容量明显较小，其中尾状区减少得最多。研究发现，脑容量较小的情况会随着年龄的增长以及服药治疗得到改善。

研究人员通过对多动症儿童和普通儿童长达10年的比较发现，多动症儿童的大脑比普通儿童的要晚2~3年成熟，尤其是在额叶区域，大脑尺寸在青少年时期最终达到正常。尽管多动症儿童大脑的大小可能最终会变得正常，但不意味着这些区域的功能必然也是正常的。我在咨询工作中接触到的多动症儿童看起来大都显得比同年龄的孩子体型瘦小，思维表达更加不成熟，比如小学一、二年级的孩子，看起来就像幼儿园中大班的样子，这也验证了前述研究结果。

研究已经发现，多动症孩子前额叶区域的基底神经节的几个结构、中线前扣带皮层以及小脑和中央区域明显小于普通儿童，部分孩子上述脑区的活跃程度也较低。这五个大脑区域通常涉及抑制、保存信息以指导行为（称为工作记忆）和其他执行功能。就所有这些结构，科学家得出的结论是，多动症源自这些脑区成熟的推迟或受损，不成熟、不活跃是典型的特点。

多动症儿童那么活跃，不知疲倦，怎么会大脑不活跃呢？我们可以用执行功能缺损理论来解释这个问题。执行功能是指个体在实现某一特定目标时，不断自我调节的认知神经机制。巴克利博士提出"行为抑制缺陷是注意缺陷多动障碍的核心缺陷，注意力不集中、多动、冲动是由于大脑对行为缺乏抑制性所致"。人类大脑前额叶是进化最晚的一个区域，它主要管理人的高级精神活动，例如有计划、有条理地完成任务，在不应该行动时抑制自己的欲望和冲动，控制自己的行为，耐心等待。

举例来说，我们在超市里看到好吃的东西时，就会产生想吃的欲望，出现想伸手去拿的冲动。但理智告诉我们，超市里的东西不能随便拿，要付完钱才能吃，这就是抑制行为。前额叶是执行功能最重要的大脑结构，多动症正是由于大脑的执行环路功能不足，而常常让人出现一些缺乏抑制的行为。

普通人在遇到一件事时，有能力停下来思考，然后再行动，抑制自己不去做某些不应该做的事；在面临有吸引力的事务时能够排除干扰，坚持自己的既定目标。这些能力能帮助我们控制自己。孩子刚出生时，是没有自我控制能力的，他们想吃就吃，想睡就睡；随着大脑发育的不断完善，他们逐步能按照大人的要求行事，这就是社会化的开始。社会化的过程是个体遵从社会的要求，逐步克制自己的欲望、按照大多数人的规则办事。如果一个孩子能够抑制自己的原始冲动，去从事更为有益的活动，我们就说他获得了自我控制的能力。就像开汽车，我们遇到前方障碍物要及时刹车，而多动症孩子恰恰是刹车系统出现了问题，所以他们不能抑制自己，未按照规则行事，故而屡屡受挫。

科学家们经过了多年的探索和研究，今天对多动症有了这样的共识：多动症是一种神经发育障碍，受遗传或孕期等不利因素影响，造成大脑前额叶发育不良，传递神经信息的物质——多巴胺/去甲肾上腺素在前额叶的含量降低,不能正常管理人的行为。前额叶作为人类控制行为、保持注意和有条理地完成任务的脑区,就像一个司令部。司令部如果管理能力不足,下属部队就会不听指挥,胡乱冲撞。

这些发育因素使孩子具有一种易感性。具有易感性的个体是否发病,还受后天环境的影响。

国外对患有多动症的儿童进行回顾性调查,结果发现,多动症孩子的母亲在怀孕期间每天消耗的香烟是普通儿童母亲的2倍以上。母亲每天抽至少10支或更多的烟会使得她们所生的孩子患多动症的风险增加2.5倍。

动物和人类研究表明,身体中积存高水平的铅可能会引发多动症,因为铅是一种大脑毒素,中度到高度的铅接触会破坏大脑组织,引起注意力不集中、多动,但是并不能因此直接判定孩子患上了多动症。

遗传与多动症

大量关于多动症的基因学和遗传学研究证实,这种障碍存在家族聚集性。多动症孩子的父母更可能有多种心理问题,包括多动症、抑郁、酗酒、行为问题和反社会行为。

更清晰和更强有力的证据表明，多动症可能会遗传。哈佛大学比德曼教授在 1990 年的一项研究中，评估了 75 个多动症孩子的 457 名直系亲属，并将他们的结果与 26 个没有精神障碍的儿童和 26 个有其他精神障碍的儿童的家庭成员进行比较，结果发现，多动症孩子的家庭中，超过 25% 的直系亲属也患有多动症，而其他两组仅为 5%（5% 是多动症在一般人群中的患病率）。也就是说，如果一个孩子患有多动症，那么家庭中其他成员患有多动症的风险会增加 5 倍。

另外，科学家通过双胞胎研究给出了遗传因素几乎起决定性作用的证据：如果双胞胎中有一人患有多动症，那么另一个患这个障碍的风险高达 75%~90%。当同卵双胞胎中的一人被诊断为多动症的时候，双胞胎都患有多动症的概率为 79%。异卵双胞胎中这一概率为 32%。相比其他普通孩子，这一概率仍高出了 6~10 倍。

双胞胎成长过程中所处的环境和经历的事件是大致相同的，比如同样的饮食、同样的看电视或玩游戏时间、养育问题、家长中一人或两人有心理障碍、成长过程中遇到的邻居等等。研究不断证明，抚养不当或者其他暴露在所有孩子面前的家庭事件并不会引发多动症，家庭环境对多动症只有微弱影响甚至没有影响。

多动症的特定遗传因子可能导致大脑前额叶皮质、尾状核和其他脑区在生长发育上的问题。多动症是由多个基因引起的,每个基因都在相关的环节对这种障碍的产生发挥了自己的作用。而只有那些得到足够多的多动症风险基因的孩子才会产生足够多的多动症症状,才会被诊断为多动症。

多动症的真面目

全球有 5%~8% 的儿童被发现患有多动症,多动症在各个国家的发病率大约是:美国 7%~8%,中国 6%~8%,日本 7%,法国 7%,新西兰 7%。也就是说多动症是一个全球范围的疾病,在所有被研究过的国家里都有发现。世界范围内的研究表明男孩患病率较高,而女孩较低。从以上研究结果来看,中国这个比例是 6%~8%,如果一个 40 人的班级,大约有 2~3 人患有多动症(这个数字符合我在工作中调查了解的结果)。这导致多动症成为儿童中最常见的疾病之一。50%~65% 的多动症儿童在成年期仍患有这种疾病,多动症患者人数占成人总数的 4%~5%,也就是说每 33~50 个成人中就有一个患多动症。最新研究发现，评估成年人的发病率更难，因为一些诊断标准多用于儿童，诊断标准中所描述的症状多是发生在儿童身上的自我控制问题，而对成年人的症状问题没有太多涉及。而且在成年期，性别差异并不存在，男女患病比率几乎相同。多动症孩子中男孩比女孩更具有攻击性，表现为多动冲动的较多，而女孩更多表现为注意力缺陷，因此很多女孩因没有及时被发现患有多动症而没有得到及时诊断和治疗。随着人们对这种疾病的了解不断加深，将来这种情况可能会逐步得到改善。

多动症是一个会伴随着儿童的成长而演进的疾病。80%患多动症的学龄儿童会延续到青春期，50%~65%或更高比例的人会持续到成年。一般父母开始注意到孩子的多动症症状是在孩子3~4岁时甚至更早，有些孩子在婴儿时期就显得活跃、急躁或喜怒无常。很多儿童的父母因为认为孩子的天性如此，因此没有引起重视。

大量研究表明，57%的学龄前儿童在4岁前被家长评价为注意力缺乏或者行为比较活跃；40%的儿童由于注意力缺陷而让家长和老师担心；但大部分孩子的行为在3~6个月之内会有所改善。如果症状持续至少一年，那么多动症很可能延续到童年期和青少年期。

患有多动症的儿童经常就像"装了马达"一样，焦躁不安、到处奔跑、爬上爬下或经常钻到一些东西里。这些孩子给他们的主要抚养者，尤其是妈妈造成极大挑战，他们比其他孩子需要更频繁的监督和照顾。多动症孩子特别情绪化，易怒，不服从妈妈的指挥。40%~80%的多动症孩子经常会做出反抗或挑衅的举动，尤其是男孩，他们比普通儿童发脾气的频率更高、程度更加严重。

多动症孩子进入学龄后，会面临大量的课业等负担（至少持续12年），这给多动症儿童自己和家人带来前所未有的压力。因为完成学业要求他们遵守课堂规则，保持坐姿，集中注意，认真听讲，学会合作，管控行为，同时还要彼此分享，学会等待，愉快地和其他同学互动玩耍。大多数多动症孩子在进入学校后的1~2年内都做不到以上这些，因而被老师批评、被同学嫌弃。对于家长而言，一方面要处理孩子每天无休止的行为问题，帮助孩子适应来自学校和社会的压力，同时忍受老师的抱怨、同学父母的投诉，另一方面要应对孩子由于"不成熟"而导致的课业及学习成绩不佳的问题。

现在，很多学校布置的家庭作业，都需要家长和孩子共同完成。完成家庭作业成为很多孩子和家长冲突的内容。25%~45%的多动症孩子可能存在一定的阅读障碍，因此完成家庭作业的时间问题就会开始出现。这些孩子能力上的不足给其学业带来了很大的阻碍,几乎所有多动症的孩子都会有学习成绩不佳的情况。在 7~12 岁,至少有 30%~50% 的多动症孩子出现品行障碍或者反社会的行为,如说谎、偷窃、反抗权威。25% 甚至更多的孩子可能会出现暴力问题。没有精神、学习和社交障碍的仅是少数,只有学业和成绩上有问题已经是十几岁多动症孩子最好的结果了。

国外很多追踪研究都证实了多动症不会随着青春期的到来而消失,70%~80% 被诊断为多动症的儿童直到 16 岁仍然会表现出明显的多动症症状而足以被确诊,而这些少年中有 25%~45% 的人有反社会行为或品行障碍。多达 58% 的人在校有一年的成绩不合格。多动症青少年考试不及格的人数是普通孩子的 3 倍。35% 患有多动症的孩子未完成学业而中途退学。由于这一年龄段的孩子正值青春期,身份接受、同辈认同、身体发育等成为他们的渴求与苦恼的来源。一些孩子表现出情绪的压抑、较低的自尊心、对未来的无望以及对学业的担心。

当前的研究表明,50%~65% 的多动症孩子的症状会持续到成年以后。虽然很多人都会有工作而且能够自给自足,但他们的受教育水平和社会经济地位依旧低于其他人和他们的兄弟姐妹。他们当中有 20%~45% 因为反社会行为而给他们的生活带来了麻烦。其实在青春期早期他们就已经出现一些不负责任的行为模式。仅有 10%~20% 的多动症孩子在成年之后功能表现良好，没有明显症状，不再被诊断为多动症。而其他的孩子长大后，即便没有达到多动症的诊断标准，但他们的问题仍将继续存在。多动症成年患者的身体攻击行为是普通人的 4 倍。与普通人相比，多动症成人换工作更加频繁，而且更容易因为品行问题和较差的自我控制能力而被解雇。他们经常被认为工作能力不足，无法及时在截止日期前完成工作，不能与同事良好配合与互动。多动症成人虽然没有童年期那么活跃，但他们的内心更为焦躁、紧张及神经敏感。他们做事粗心、难控制、注意力难以集中、情绪控制力差，通常要一直做事情，总是忙忙碌碌。

接受多动症治疗的儿童中仅有不到 20% 的儿童只患有多动症一种病症，剩下的同时患有其他一些病症（被称为并发症）。他们更可能患有学习障碍，如阅读、拼写、算术、写作和语言方面。大概 20%~30% 的多动症孩子在数学、阅读、拼写方面至少存在一种学习障碍。在智商测试中，多动症孩子的得分比其他儿童的平均低 7~10 分，其中一部分原因是多动症孩子在测试过程中的应试能力较差。对于多动症孩子来说，一个巨大的困难在于其在课堂上的表现和完成课业的数量是欠佳的。在学业上，他们存在的主要问题是：第一，在同样的时间里，他们学到的知识没有其他孩子多，达不到与能力相匹配的水平，因此在考试中的分数较低；第二，他们的成就感低于普通的孩子，他们更多地在努力培养学习能力或克服行为障碍，高达40%的孩子在进入高中前至少会留级一次。在学校，自我约束和坚持不懈的努力是孩子学业成绩优异的必要因素，而多动症孩子的注意力缺乏和冲动的特点成为他们学习的阻碍。

多动症孩子在适应功能方面发展比较迟缓，包括日常的自理能力、与他人良好的互动和交流以及不依赖父母等。适应功能包含自助能力（如分享、合作、遵守诺言、遵从指令、注意自身安全等）及使自己成为独立的社区成员的能力。即便多动症孩子拥有正常智力发育水平，但在上面所说的领域中的发展明显低于预期水平。这些孩子在进入学校后的学习技能也落后于其他孩子。他们的父母们也会反映孩子在家以及与其他孩子交流互动时会发生更多的冲突。他们的低适应功能导致其学业表现较差、与父母或兄弟姐妹相处经常发生冲突，甚至出现反社会的行为。如果学龄前多动症儿童没有培养出较高的适应功能，那么其在之后的学校、家庭或者社区中都有可能出现更大的问题。

多动症的孩子从婴儿早期开始，就经常会被反映在日常照顾方面比其他儿童有更多的要求、难照顾。高达80%的多动症孩子除了患多动症外，至少还患有一种其他心理疾病，有很多甚至会有两种或更多种心理障碍。多动症的孩子相比于其他孩子还会出现更多的焦虑和抑郁的症状。科学家们普遍认为，多动症孩子有更多对抗和挑衅的行为。高达 2/3 甚至更多的多动症孩子在对待父母时比普通孩子更加固执或容易发生争执。和其他同龄孩子相比，他们可能会突然暴怒，口头上或肢体动作上攻击他人。这些问题还会引发如撒谎、偷窃、打架、离家出走、毁坏财物等不良行为。高达 65% 的多动症孩子最终被诊断为有对立违抗性障碍，多达 45% 的孩子将发展为品行障碍者。

多动症孩子不会与同龄人融洽地相处。他们当中超过 50% 的孩子在与同龄人的关系中存在严重问题。在与同龄人一起相处时，多动症孩子所表现出的注意力不集中以及破坏性的、不成熟的、脱离工作的及挑衅的行为，会立刻激惹其他同龄人。多动症孩子虽然说的话比较多，但很少是针对其他同龄人的问题反馈或者是与其他人在言语上的互动。多动症孩子很少与其他孩子合作分享，更不能从双赢的角度去做并遵守承诺。同龄人发展友谊或者与他人有效互动时会学会共赢或社会交换，而多动症孩子没有这个能力。

对于多动症孩子的父母来说，他们都希望自己的孩子能够拥有更多朋友，被其他人喜欢，与同龄人发展密切的关系，有其他孩子来家里玩耍，而多动症孩子很难做到这些，这不免让父母内心感到很挫败。当父母认识到自己的多动症孩子很难跟其他孩子建立并维持友谊时，他们是很担忧的。所有多动症的孩子都需要家长的关爱、支持、指导和养育。养育多动症的孩子充满挑战，但是多动症的孩子对家长的抚养、教导和超常的努力付出可能并不总是会感恩。

第二章 多动症的科学干预

一个孩子被确诊为多动症后,可能会遇到各种问题。尤其是孩子的家长,虽然在确诊前他们可能已经非常了解孩子过度活跃、易冲动以及养育孩子过程中的各种困难,但孩子被确诊的那一刻,他们当中的一些人还是会一时不能接受孩子患多动症这个事实。他们慢慢接受事实后,又会担心学校里的老师和其他同学、身边的亲戚朋友会不会用有色眼镜看待孩子。不了解多动症的朋友或老师可能会认为孩子的不当行为是因为缺乏纪律或者是家长教养有问题,家长只是用孩子患多动症来掩盖其行为问题。当孩子开始服用了治疗多动症的药物后,有些孩子可能会出现一些药物反应,这时,家长会过度夸大药物的副作用而在没有遵医嘱的情况下给孩子停药。还有些家长有病乱投医,到一些网站平台去寻求帮助,尝试给孩子使用一些偏方或保健品。殊不知,这些方法是不科学且对孩子不负责任的,只会延误孩子的治疗。本章就来介绍多动症的科学干预方法。

大多数多动症的孩子需要接受一种结合心理、教育和药物的综合治疗才能达到最佳的治疗效果，只接受药物治疗是不够的，有些孩子对药物治疗几乎没有反应。即使是那些药物治疗起了作用的孩子，在他们接受药物治疗期间，也有将近一半的人在行为、学校表现或与同龄人的关系方面不能完全达到正常。在那些达到正常的案例中，也有很多孩子常常不能在晚上服用兴奋剂类药物。因此在很多时候，多动症孩子需要一些其他形式的治疗。许多多动症孩子可能会患有除多动症以外的其他心理和学习上的障碍。那些障碍通常不能用药物来治疗。学习障碍不会通过药物治疗而得到痊愈，与同龄人交往中的一些社交技巧问题、可能具有的某些挑衅行为，以及不是由于多动症造成的家庭成员冲突，也都不会因为药物治疗而消失。因此，对于大多数患有多动症的孩子来说，多种手段的综合干预治疗可能是最有效的方式。

一项最大型的多动症综合治疗研究表明，综合治疗可能是对多动症孩子最有效的治疗方法。这项研究对来自美国5个不同地区和加拿大一些地区的超过570名儿童进行了细致和彻底的评估，之后这些儿童被随机分配到4个不同的治疗小组：一个小组接受社区卫生服务并让他们自行跟进治疗，一个小组接受独立的管理良好的药物治疗，还有一个小组接受相当充分的心理治疗但是没有服用药物，最后一个小组同时接受药物和心理治疗。经过 14 个月的治疗，这个复杂的研究发现，在药物剂量合适且监管良好的前提下进行药物治疗，对于多动症症状和相关的问题可以起到很大的改善作用。超过一半的仅仅使用药物治疗的案例被认为是成功的，多动症孩子达到了正常状态，而仅接受心理治疗的孩子的成功率大约 1/3。药物治疗和全面的心理治疗相结合的治疗方法取得了最好的治疗效果，并且在不同的孩子身上还显现出了额外一些疗效。这种综合治疗也使得多动症孩子对药物需求更少或者药物使用剂量更低。这个研究表明，综合治疗方案最有效。

家长接受关于多动症的教育

家长首先要接受孩子患有多动症的这一事实。接下来，就是家长持续不断地学习，因为持续学习才能使家长更有执行力。下面是学习多动症知识的途径。

第一，尽可能多地阅读和学习关于多动症的书。关于多动症，家长阅读和学习得越多，就会越多地了解多动症的本质、起因以及科学正确地治疗多动症的方法。家长可以通过书店购买相关书籍，尽量去选择那些最新的与多动症相关的书籍。家长还可以查阅最新的多动症科学文献和专业著作。

第二，可以到网站上搜索相关信息，当你在搜索引擎中输入"多动症"或"ADHD"后，你可能会得到大量的相关信息，这些信息很多具有误导性或对于这一障碍完全不予认可。因此上网查询信息时，家长一定要有辨别和筛选的能力，辨别出那些打着治疗多动症的旗号，实则是药品保健品广告的信息，筛选出那些真正能帮助你解开多动症真相，指导你科学改善孩子行为的信息。

第三，可以与本地这一领域的专业人员见面进行咨询以获得相关的教育和指导意见或学习资料。这是一个非常靠谱的方式。当然，这样的专业人员为家长进行专业咨询或指导是需要收费的。

第四，可以加入当地的家长支持小组。小组可能是由多动症儿童家长自发组织的，会经常邀请一些专家来参加他们的分享会。小组也可能本身就是心理专家或医学专家组织的，定期在区域内进行专业研讨或对多动症儿童家长进行专业指导。以上学习互助组织非常适合家长长期参加。这样家长既能得到专业指导，还能和其他多动症儿童家长进行交流互动。这样的群体中的成员可以互相理解，对调节多动症儿童家长的情绪有较多助益。

📖 多动症的药物治疗

多动症的药物治疗是对多动症孩子非常有效的治疗方法，这在前面已经介绍过研究结果了，但是药物治疗又是最广为人知且争议最多的。本书不是医学指导书籍，因此这部分内容只介绍一些人们对用药的认识和用药的指导原则。

治疗多动症的药物有兴奋剂类和非兴奋剂类。数以百计的研究结果表明，这些药物对多动症有很大帮助。兴奋剂是一种最常用的药物，这种药物经证明能够有效改善多动症孩子的行为，提高他们的学业和社会适应能力，有效程度达到50%~95%。但是，药物治疗并不是对所有多动症孩子都有效。原因是人们对多动症有很多误解，对于药物治疗的作用也有很多误解。家长在同意给孩子进行药物治疗之前，应该尽可能多地了解相关的背景信息。很多药物会把已知的副作用罗列出来，这会使家长误认为所列的副作用都是一些常见的症状，实际上并非如此。事实上，所有可能出现的副作用不一定会出现在你的孩子身上。

如果医生建议对孩子尝试采用药物治疗，家长应该了解以下问题：

1. 对于所用的药物，它短期的疗效是什么？副作用是什么？长期的疗效是什么？副作用是什么？

2. 计划使用的剂量是多少？服药的时间表是怎样的？

3. 孩子在服药期间，医生给孩子复查的频率是怎样的？

4. 什么情况下应该暂停使用这种药物？该药物是否还能继续用于自己多动症孩子的治疗？

5. 孩子在服药期间，需要避免什么饮食，以免影响药效？

6. 孩子在服药期间，是否应定期与学校联系，观察了解孩子在学校环境下对药物的反应？

7. 如果孩子服药过量，家长应该采取什么措施？

医生在给孩子开药后，会要求家长签一份知情同意书或告知家长关于药物的副作用，表示家长同意自己的孩子接受药物治疗。这样的做法，在某种程度上加深了家长对药物副作用的担忧。其实，就像任何手术前都要签署知情同意书一样，这并不意味着这类药物就是危险的或副作用是一定会产生的。

很多家长对兴奋剂类药物有疑惑。他们觉得多动症孩子本身已经动作过多、停不下来了，为什么还要服用兴奋剂类药物呢？兴奋剂类药物是怎么发挥作用的呢？我们知道，多动症很大程度上是一种遗传上的缺陷，它是由于人的大脑中执行抑制、注意和自我控制的特定脑区出现了功能上的缺陷。而兴奋剂药物能够直接作用于人的大脑的不活跃区域，正是这种大脑的不活跃导致了多动症症状的出现。使用兴奋剂药物治疗多动症和使用胰岛素治疗儿童糖尿病没有什么区别。兴奋剂跟胰岛素一样，只能起到短暂的效果，需要每天服用，并且长期服用，但确实是解决问题的直接办法。兴奋剂类药物可以提升大脑的活跃度，唤醒大脑的功能。这些药物唤起的脑部区域是负责抑制人们行为的，让人们保持对工作或目标的动力或注意力，并且帮助人们培养自我约束力。这就能理解这些药物为什么对治疗多动症有效果了。

　　由于咖啡因是一种兴奋剂，一些家长会询问含有咖啡因的咖啡、茶叶或其他食物是否对多动症儿童有帮助。19世纪70年代一些大众媒体的报道认为，咖啡因可能对多动症有效果，但该领域的科学研究并没有证实这种说法。因为咖啡因作用的是大脑中完全不同的一种神经递质，咖啡因作用的是腺苷，抑制的是腺苷受体，因此建议家长只考虑专业医生开的药物。

　　兴奋剂类药物主要是通过增加大脑中某些自然产生的化学物质（神经递质）来发挥作用的。大脑处理信息的方式是，大脑细胞产生化学物质，释放化学物质，继而以此与附近的神经细胞交流。兴奋剂类药物影响的两种化学物质是多巴胺和去甲肾上腺素，两者都是在大脑中自然产生的，但是都集中在前额和相关的脑部区域，这些脑区可能是导致多动症问题的区域之一。通过增加这些从神经细胞释放到细胞间隙的化学物质的数量，或者通过将释放的化学物质保留的时间再久一些，兴奋剂药物增加了脑细胞的活性，而这能够抑制我们的行为和保持我们的自制力。

大量的针对兴奋剂类药物如何改变多动症孩子行为和提高他们学习成绩的研究表明，70%~90%的多动症孩子在使用兴奋剂类药物后都能在行为上有所改善。但是，10%~30%的多动症孩子对这类药物不能产生积极的反应。所以，药物治疗并不能解决所有多动症孩子的问题。在大多数情况下，最好是药物治疗和一些心理及教育治疗相结合。

运用行为治疗管理多动症孩子

在多动症孩子的管理中，行为治疗是一种有效的、基本的干预措施。行为理论认为，异常行为和正常行为一样，也是通过学习而获得并因强化而保持下来的，因此，可以通过另一种学习来消除或矫正异常行为。

根据强化与消退的原理，当一个好的行为出现时给予强化，如赞扬、奖励，可以增强该行为发生的频率（正向强化）。当一个不良行为出现时则不予强化或有意忽略，可使儿童的不良行为逐步减少（负向强化）。在我们的日常生活中，经常会遇到许多行为受到奖励和惩罚的例子。比如，当你学会了一种菜的新做法，你用心地做给家人吃，他们吃完对你说"太好吃了！"，于是这道菜多半就成为你的拿手菜，此后会经常出现在你家的餐桌上。如果你得到是负面的反馈，估计你下次也不想再做了，因为你不会去费力不讨好。

行为治疗的基本方法是奖赏、消退和惩罚，其原则是用奖赏培养良好行为；采用忽视法使一般不良行为消退；对于严重的、危险的不良行为则采取惩罚的方法，使其改变。

奖赏对于所有儿童来说，都是一种有力的奖励方法。它可以分为物质奖励、社会奖励、活动奖励以及代币法。物质奖励如糖果、小玩具、小零食等。这类奖励比较简单，很容易增强，也容易让人厌烦和失效，对于较小的孩子适用。社会奖赏在儿童成长过程中十分重要，能促使儿童增加或保持某种行为，而且这类奖赏很容易实行。在现实生活中，父母对孩子微笑、点头、拥抱、拍拍头或肩膀、温柔地抚摸、亲吻、做表示满意的手势、眨眼睛等都能表达肯定。学校里的小贴画、奖状、优异的分数也属于社会奖赏。家长和老师应该教会孩子懂得和感受社会奖赏，以此逐步取代物质奖赏。活动奖赏指孩子喜好的活动，如游戏、户外活动、打球、郊游、看电视、上网等。代币法为替代性的一种方法，这类物质本身没有价值，但可以用它换取其他物质奖赏、活动奖赏或其他权利。

在使用消退的方法时，首先必须仔细观察是什么因素对孩子的不良行为起了强化作用，找到强化因素，停止对某些不良行为的强化，不予理睬，使其自行消退。在消退治疗开始时，孩子可能会出现一些情绪反应，比如哭闹，这时父母不要动摇，要继续坚持下去，孩子的不良行为就会逐渐减少。但对于严重的攻击或破坏行为，以及严重的自伤或伤人行为，不要采取消退法。

惩罚的方法不等于打骂，家长要灵活运用，把握分寸。惩罚的方法有自然结果惩罚、逻辑结果惩罚、暂停隔离、取消特权等。

自然结果惩罚即孩子有不良行为后正常或自然发生的事情，如不好好吃饭就会饿肚子，不写作业就会被老师批评等。逻辑结果惩罚即惩罚对某一具体的不良行为而言是符合逻辑且合情合理的，如不刷牙就不给糖果吃，用水枪射小朋友就罚一星期不准玩水枪。暂停隔离是当孩子发生令人不能容忍的行为时，让他们坐到房间某一个位置的椅子或毯子上，保持一定的时间，做到问题行为停止即解除隔离，并及时给予正向强化。取消特权即取消给予的奖赏物或让孩子失去某些特权，例如玩游戏。这个方式适用于年龄较大的儿童，因为这些儿童预先已经知道什么样的不良行为会导致这样的惩罚，对他们会有督促作用。

在进行行为治疗时，要遵循一些原则，这些原则为父母在家里实施行为矫正提供了准则。如果父母们牢记并坚持，就会从中获益。为了督促自己坚持用这些方法培养孩子，可以把这些原则抄下来，贴在卫生间的镜子上或冰箱的门上，每天起床时看一看，牢记在心并付诸行动。下面对这些原则做简单说明。

及时反馈

当多动症儿童面临一些令人厌恶、烦恼的事情时，他们就会产生一种寻找其他事情去做的冲动，这常导致儿童在瞬间发生不恰当的行为。父母们对这些行为要立即作出反馈。如果你想让他坚持去做这件令他厌烦的事，你必须安排积极的反馈并且使任务更具奖赏性；如果他不能坚持而随意中断任务，就要给予温和的批评。同样，当你试图改变孩子的不良行为时，你必须对他的良好行为给予快速的奖励，如果表扬不足以激励孩子坚持一项工作，就要采用物质奖赏。无论给予何种反馈，反馈得越快效果越好。如果白天发生的事，留待晚上才给予反馈，孩子早就忘记了自己当初的行为及动机，反馈起不到应有的作用。

频繁反馈

多动症儿童需要经常地给予反馈。当父母试图改变孩子的某一重大的行为问题时，应在时间、能力允许的情况下，尽自己所能给予奖励。例如，对孩子做作业过程中克服的每个困难给予鼓励，比孩子完成全部家庭作业后给予奖励更好。20分钟能完成的作业，孩子常常拖拉几个小时还没有完成，此时可以给孩子一个时间限制，例如5分钟做一道题，当时间用完时，没做完的题目扣一分，这样比几小时后扣他的分更有效。在做作业时，要不断地给予鼓励，激励他努力以避免扣分。

父母常因为忙于家务而忘记关注孩子的行为。有一个办法可以提醒自己，找一些贴纸，画上笑脸，贴在经常看到的地方，如厨房的墙壁上，每次抬头看见这些笑脸，就提醒自己要去关注一下孩子此时正在干什么。即使孩子坐在那儿看电视，也要去看看，顺口夸他一句。也可以用一个定时器，设定下次去关注孩子的时间，或使用手机提醒功能，间隔一段时间定时提醒。

更强奖赏

多动症儿童比其他孩子需要更明显和有力的奖赏，以激励他们的良好行为。奖励物包括他喜欢的图书、小玩具、小装饰、上网、玩游戏等，高年级孩子可以适当给钱。这样做似乎违反了一般家庭的教育常规（通常不应该经常给孩子物质奖励，因为这些奖励会取代内在的奖励）。普通孩子会通过内在奖励推动自己，例如读书的乐趣，掌握一项技能或活动成功的喜悦，让父母和朋友们高兴的愿望，或者玩游戏玩得好而获得小伙伴的认可等等。但是多动症孩子缺乏内在的奖励机制，这些长远的强化和奖励对多动症孩子的行为很少起到激励的作用。应使用更强大的、更显著的，有时是物质的奖励来发展和保护孩子的积极行为。

有的家长对于给钱不太赞成，认为这带有功利性质。事实上，适当给点钱并且教孩子合理用钱，学会积蓄来达到一定的目的，也是一门技能。四年级以后的孩子都应该学习一些理财知识。

有的家长觉得把上网、玩游戏作为奖励手段，会让孩子沉迷于网络，容易成瘾。其实网络、游戏本身都不是坏东西，关键在于怎么运用这些作为激励手段，怎么管理游戏、网络。

先奖后罚

当孩子出现不良行为或违抗指令时,父母通常会对孩子进行惩罚,这对普通孩子来说是完全正确的,因为他们仅仅是偶然犯这样的错误,受到的惩罚少,受到一次惩罚后会牢记在心,提醒自己以后不再犯类似的错误。但对多动症孩子来说就不完全正确了,因为他们经常出现不良行为,屡教不改,单独使用惩罚对改变他们的行为没有多大效果,他们转瞬就忘记了自己的承诺。反复惩罚会导致孩子怨恨和产生敌意,孩子会想办法反击、报复,结果又导致更严厉的惩罚。

父母要经常提醒自己先奖后罚,只有奖赏和激励才能使孩子按父母所希望的去做。先奖后罚的规则很简单:当你想让孩子改掉一个不良行为时,首先要确定一个取代不良行为的良好行为,这可以直接地引导孩子开始观察这个良好行为。一旦出现这个良好行为,就马上给予表扬和奖励。只有在这个良好行为得到奖励并至少持续一周后,才开始惩罚或批评先前的不良行为。要保持奖励和惩罚的平衡,实施2~3个表扬或奖励才实施1个惩罚。惩罚要有选择性,只有特别不良的行为才实施惩罚,而不是只要孩子做错事就惩罚。

事先预告

为促使孩子更好地按照规则办事，父母要在做某事之前，发出预告。其实，父母对于孩子什么时候会出现不良行为有很好的预测能力，却不知怎样运用预测。如果学会预测这些问题出现的情境，提前思考怎么去处理这些问题，制定一个实施计划，就会减少很多烦恼。

这里给出一些建议：在要做某事之前，给孩子一些提示，如"小宝，晚餐一会儿就好了，今天我做了你最喜欢吃的大虾，准备关电视，现在去洗手，到餐桌这里来"。提醒孩子对离开电视做好准备，给他一定时间把注意力转移到晚餐上来。要求孩子回应这些预告，以确保孩子听到了你的话。当孩子正集中精力在一种有趣的活动（看电视或玩游戏）上时，孩子可能根本没有在听。这时要问："你听见了吗？"这样引出"听见了"的回答，可以避免因为孩子没有听见而受到指责。直接使用中性语句："小宝，刚才我已经告诉过你，现在该吃晚餐了，关上电视去洗手！"不要有商量的余地，可以简单重复这个要求，必要的话亲自去关掉电视。若孩子不听话，可以扣分、取消活动或暂停隔离。

保持冷静

当多动症孩子一次又一次惹祸，使父母又赔钱又丢面子时，父母会变得异常愤怒、沮丧，甚至行为失控。曾经有位母亲在孩子背上咬下两排深深的牙印，她当时的感受是"恨不得把他吃了"。父母在愤怒情绪的驱使下，很容易失去对问题的判断力。

父母们必须记住，你始终都是成年人，你是孩子的老师和教练，你的目的是教育孩子避免犯某些错误，而不是发泄自己的怒气。父母在面对孩子带来的麻烦时保持冷静才能胜任自己为人父母的角色。

保持冷静的办法是同孩子的问题保持一种心理上的距离，假设自己是个局外人，是在处理邻居家孩子的问题。这样就可以看清所面临的问题，不把自己的感情掺杂其中，就会更客观、实际、理智地教育孩子，不至于被孩子的问题烦扰。

这是很难的，但只有这样，才能每天，甚至一天几次地提醒自己"冷静"，特别是在处理孩子具有破坏性的行为时。

宽宏大量

第一，宽容孩子。在与孩子争论、冲突时不要总是考虑自己的尊严，纠缠在和孩子谁输谁赢上。可以到其他房间静静地待一会儿，厘清一下自己的思路，重新控制一下自己的情绪，这样你就会明白怎样处理更好。

第二，宽容他人。要原谅那些对孩子的不适当行为横加指责的人，因为孩子的行为确实给他人带来了麻烦，他们简单地指责孩子懒惰或道德失范，是因为他们不理解孩子的问题。面对这些压力，要保持自己的立场"我的孩子是个有弱点的好孩子"，不要被别人的想法左右，站在别人的立场上来对待自己的孩子。要保护自己的孩子免遭伤害。

第三，宽容自己。在对孩子进行管教的同时，也必须学会原谅自己。多动症儿童会导致父母恼怒、失控，过后又会为自己的失控自责。不要沮丧和自责，认为自己是不称职的父母，"我也是凡人，也有喜怒哀乐"，要对自己的表现给以宽容的评价，摒弃沮丧、懊悔的心情，明确哪些地方需要改进，进行自省，以便下次做得更好。

当一天时间过完，孩子上床后，用一会儿时间回顾一天的事情，宽恕和原谅孩子的过错，因为"他不是故意的"。把孩子在这一天里给自己带来的生气、抱怨、沮丧等不良情绪丢开，面对新的一天。

保持连续

在对孩子进行管理教育时,要采取同样的策略掌控孩子的行为,做到四个连续性:一是时间的连续性,不要朝令夕改,开始会及时奖赏,但过了一段时间就将奖赏的事抛之脑后;二是规则的连续性,制定了规则就要坚持到底,不要姑息,更不要轻易放弃;三是方法的连续性,当面临孩子的新问题时,要用同样的矫正方法去管教;四是家庭成员之间的连续性,父亲和母亲以及其他家人都要采取同样的办法。

在执行规定时,情况是千变万化不可预测的,这常常会导致计划的失败。当新方法不能产生令人满意的直接效果时,千万不要丧失信心,有时候,坚持下去,就会成功。

第二部分　成为有执行力的家长

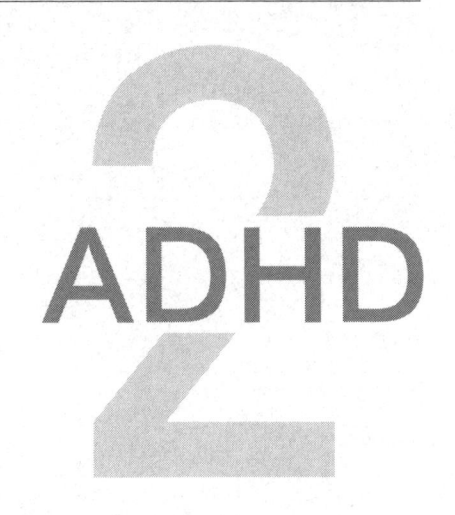

ADHD
2

第三章 我的孩子有多动症吗

在孩子小的时候，很多父母会凭着自己的经验来看孩子的行为表现跟其他孩子有什么不一样。过于活跃、注意力缺乏、容易兴奋冲动、难以控制自己的情绪、具有攻击性等等，有这些特征的孩子显然跟大多数孩子是不同的。如果用管理其他孩子的经验性方法管理这样的孩子，是根本行不通的。这个时候，孩子的父母开始知道，他们需要更多的、更持续的、更专业的帮助。

在小学低年级，一般对孩子的要求比较苛刻，不能在上课时保持安静、不能遵守各项活动的规则以及所有不能符合这个年龄的自我约束特性的行为都是不可能被忽略的。如果父母没有为他们可能患多动症的孩子寻求专业的帮助，就经常会被学校老师"传唤"。很多家长都是这个时候才开始意识到自己的孩子可能出现了问题，他们通过电视、网络、书籍等了解到，孩子可能患了多动症。

📖 为孩子做一个专业的评估

带孩子去做一个专业的评估并不是一件容易的事，对于父母来说，这是一个重要的决定。当大多数父母在养育孩子的过程中所感受到的挫败感已经到达了顶峰，当他们意识到自己孩子的问题已经不是家庭和学校所能解决，这个时候反而是一个转折点，因为他们已经不堪重负，急需寻求更加专业的人员来帮助他们解决孩子的问题。

如果你开始怀疑你的孩子可能患有多动症，不要忽略它或者希望它会自己消失，你应该考虑带孩子去做一个专业的评估了。

对照一下，你的孩子是否存在以下问题中的一种或几种：

1. 和其他同龄孩子相比，你的孩子表现得极为活跃、不专心且冲动，这样的症状持续至少6个月了。

2. 和其他孩子在一起时，你的孩子表现得比平常更没有自制力。其他孩子的父母一直会告诉你，你的孩子自我控制力很弱，非常活跃、易冲动且注意力不集中。

3. 和其他父母相比，你要投入更多的时间和精力去管理孩子，保障他的安全。

4. 因为你的孩子过度活跃、冲动、情绪化以及容易做出带有攻击性的行为，其他孩子不喜欢和他一起玩耍并且有意避开他。

5. 在过去的很长一段时间，幼儿园或学校老师告诉你，你的孩子有严重的行为问题。

6. 你和孩子在一起时，经常容易发脾气；你经常想要对他进行体罚甚至经常打孩子；在养育孩子的过程中，你感觉到非常疲劳、倦怠、沮丧。

如果你的孩子存在上面问题中的一种或几种，你需要寻求专业人员的帮助。专业人员包括：专业的儿科医生、儿童心理专家、学校心理老师等。

做多动症评估的孩子需要首先接受一个标准的内科检查，以排除他的症状是由某些内科问题引起的可能性。不是所有的儿科医生、儿童心理学家都对多动症很在行，因此，家长最好选择一位专攻这一领域的儿童精神科医生。儿童心理专家也一定要了解大量多动症的科学知识和专业文献。心理专家不仅仅是评估孩子心理上的问题，他们可以通过测试，帮助查明孩子在学习或行为上的问题。

进行一次全面彻底的病情评估和一次精确的诊断对于有效控制多动症的症状至关重要。一定要选择专业的医院，尽快行动。

在带孩子进行专业心理评估之前，有必要先把问题整理一下，这样会让接下来的评估进行得更加顺畅。

1. 你现在最关心孩子的哪些方面？你可以列出家庭、学校、亲戚或邻居等你认为有问题的类别，然后写下你担心的问题，主要关注的是那些你觉得你的孩子比其他同龄孩子更经常出现或者更明显的问题。同时，写下那些让你担心、但是你并不知道在这个年龄的孩子身上出现是否正常的问题。

2. 在纸上写下如"健康问题""运动发展和协调能力""学习能力""焦虑或恐惧""沮丧或抑郁""多动症""注意力缺乏"以及"对立违抗"等，然后，在这份清单中写下任何出现在你脑海中的你的孩子在以上方面出现的问题，如阅读、计算方面的问题，视力、听力问题，说谎、易怒，反复出现的健康问题等。

3. 填写家庭情况调查表，如下页所示。在另外一张纸上，列出你选择"是"的那些情况，然后简要叙述一下在这些情况下出现的问题。例如，你在"当你打电话的时候"这一栏选了"是"，那么就请简要说明当你打电话的时候，你的孩子在做什么。他打扰你了吗？他在你的视野里做什么？他和兄弟姐妹打架了？你也可以简要记下你是怎么试图处理这些情况的。当你带着孩子去做心理评估的时候，记得带上这些材料。

4. 通常，家长不愿意把一些他们发现了但觉得尴尬的问题告诉陌生人，这是可以理解的。很多人对一些家庭问题不愿说出口，但同时父母中的一方或双方知道正是这些问题导致了孩子的问题。我们要知道，隐瞒这些信息会增加孩子被误诊的风险。

5. 如果可能的话，请孩子的老师写下孩子在学校的表现以及他们的看法。把这个记录也带给评估的老师或医生。

6. 如果你有给孩子记成长记录，也一并提供。成长记录应包括以下信息：（1）孩子妈妈在孕期出现的任何问题；（2）孩子妈妈分娩时出现的问题；（3）孩子出生时的体重；（4）孩子出生后不久出现的问题；（5）从出生到现在，孩子有过的任何严重疾病、健康问题或受伤问题；（6）孩子在坐、爬、行走、说话、上厕所等过程中出现的任何发展迟滞问题。

家庭状况调查问卷

儿童姓名：　　　　　　　　　　日期：

填表人姓名：

说明：您的孩子在下面这些情境中是否会出现不听指令、不遵守规则或反抗家长的行为？如果出现了这种行为，就在"是"上面画圈,然后在后面的数字中圈出相应的数字来表示这种行为在你看来达到了何种严重程度。如果孩子没有这种行为,就在"否"上面画圈。

情境	是/否	如果是,有多严重?
		轻微　　　　　严重
单独玩耍的时候	是　否	1 2 3 4 5 6 7 8 9
和其他孩子一起玩耍的时候	是　否	1 2 3 4 5 6 7 8 9
吃饭的时候	是　否	1 2 3 4 5 6 7 8 9
穿衣服/脱衣服的时候	是　否	1 2 3 4 5 6 7 8 9
洗澡的时候	是　否	1 2 3 4 5 6 7 8 9
当你打电话的时候	是　否	1 2 3 4 5 6 7 8 9
看电视的时候	是　否	1 2 3 4 5 6 7 8 9
当家里来客人的时候	是　否	1 2 3 4 5 6 7 8 9
在公共场合(餐厅、商场等)	是　否	1 2 3 4 5 6 7 8 9
当你们去别人家做客的时候	是　否	1 2 3 4 5 6 7 8 9
当父亲在家的时候	是　否	1 2 3 4 5 6 7 8 9
被要求做家务的时候	是　否	1 2 3 4 5 6 7 8 9
被要求做家庭作业的时候	是　否	1 2 3 4 5 6 7 8 9
要睡觉的时候	是　否	1 2 3 4 5 6 7 8 9

| 在车里的时候 | 是 否 1 2 3 4 5 6 7 8 9 |
| 和老人或保姆在一起的时候 | 是 否 1 2 3 4 5 6 7 8 9 |

一个专业而全面的针对多动症孩子的评估通常包括以下部分：

1. 对儿童及其家长进行临床访谈；
2. 进行医学健康检查；
3. 由孩子的父母填写行为等级评估表；
4. 对孩子的老师进行一次访谈；
5. 由孩子的老师填写类似的行为等级评估表；
6. 进行 IQ 测试或学业能力测试。

在对孩子进行多动症诊断之前，专业人员必须进行大量的关于孩子及其家庭的信息收集，通过筛选这些信息，寻找孩子的多动症症状，对孩子的病症可能有多严重进行判断，同时也要排除孩子因患有其他疾病而导致类似症状的可能。

当你带孩子去进行评估的时候，可能会出现以下情况：医生会对你和你的孩子都进行访谈，在有必要的时候，还将进行针对孩子智力、语言能力、学习能力或其他心理能力的测试；同时，你的孩子可能会接受一个更加全面的体检。

对家长进行访谈是必不可少的环节。父母双方最好都要到场，因为每个家长都会有自己的视角。如果父母无法都到场，那么不到场的一方最好将自己对孩子的担忧和意见写下来，带到评估现场。你提供给医生的信息越多，他对你孩子的问题的认知也就越准确，得到的诊断就会越精确。

有些医生在和父母进行访谈的时候会让孩子留在现场。如果谈话的内容不会让你的孩子感到不舒服，这样做就没有问题。但如果你有疑问，一定要及时提出来。比如孩子是学龄儿童，最好把孩子单独留在休息室。医生会询问你很多孩子异常行为的具体事例，比如孩子的冲动行为或注意力不集中的事例。医生也会询问孩子的身体健康情况、感觉和运动能力、语言能力、思考能力、智力、学业成绩、穿衣洗澡等自理能力、社会行为、情绪问题、家庭关系等，以诊断你的孩子是否有这些方面的问题。家长需要坦诚直接地告诉医生是否有相关问题，以及这些问题的严重程度。

很多多动症孩子的家庭都承受着比其他家庭更大的压力，孩子的父母也可能比其他家庭的父母有更多的个人问题。医生很可能会问到你的家庭背景、受教育程度、职业、与伴侣相关的情况。如果被医生问到这些个人问题，不要觉得是被冒犯了，因为这些信息会帮助医生了解孩子的病情并为你提供更多有用的治疗建议。

医生也会对孩子进行访谈。如果孩子到了学龄期，访谈一般在父母不在场的情况下进行。访谈中医生会观察孩子的外表特征、行为特点和发展性技能。在访谈中医生发现，让孩子在室内玩耍、画画或只是简单地走来走去，都有助于更好地了解孩子。

老师是和孩子在一起时间比较长的成年人，所以听取孩子老师的观点是评估中重要的环节。医生可以通过电话对孩子的老师进行访谈，访谈的主要内容集中在孩子在学校的学习情况和同学们的关系以及在学校不同情境下的行为举止，特别是与作业任务有关以及在有监督和无监督情况下的行为活动，比如课间休息时、午餐时、在楼道里时等的行为活动。

儿科医学检查和医学访谈也是很重要的。医生会了解孩子的遗传背景，母亲怀孕和分娩的情况，孩子的发育史和病史，以及孩子目前的健康状况、营养状况和总体的感觉－运动发展情况。这些都是在试图区分多动症和其他可能的疾病，特别是那些有可能治愈的疾病。

📖 家长如何面对多动症的诊断

对孩子进行评估是家长迈向成功的重要一步。当你得到的诊断是你的孩子患有多动症,那接下来你该怎么做呢?

作为家长,面对诊断结果首先要做到冷静,处理好自己的情绪,因为你的情绪反应影响着自己日后能在多大程度上帮助到孩子。

有的家长对自己孩子被确诊为多动症的结果不能接受,甚至持否定态度,怀疑医生的诊断结果。这样的家长会认为:"我的孩子没有问题,只是比别的孩子活泼了一些,长大一些就会好了。"这样的反应一般发生在这种情况下:家长一直不认为自己的孩子有多么大的问题。通常是幼儿园或学校老师、孩子的玩伴或同学的家长指出这个问题的存在,家长才来做评估的。当家长知道自己的孩子患有多动症时,他们会很自然地否认或忽视这个问题的严重程度。家长如果拒绝接受诊断结果,消除疑虑最好的办法是寻找一位相信并且了解多动症的人,听取他的意见。

另外,一些家长愿意接受他们得到的关于多动症的信息,以开放的态度消化这些消息,并把它们当作长时间以来困扰他们的问题的解决之道。孩子被确诊了，家长开始寻求帮助。这样的家长从开始的时候承受养育孩子的压力，到感到内心歉疚，再到变得宽心，最后从问题中解脱出来，主动寻求解决办法。

对于有些家长来说，孩子被确诊为多动症会激怒他们，他们会对之前向他们保证孩子没有任何问题的人感到愤怒，对那些将孩子的问题归咎于父母的养育方式和家庭环境的人感到愤怒。他们身边的多数人对这种障碍并没有科学的认知，常常对多动症孩子的父母指指点点。当家长终于了解到这个问题的过错不在自己身上时，他们就会产生愤怒或怨恨的情绪。

当听到孩子患有多动症时，作为家长可能会感到悲伤、无助，这样的反应是很正常的。几乎所有的家长，在他们毫无准备地面对自己的孩子在某些方面有缺陷的消息时，都会感觉到非常痛苦。一些家长为孩子未来将面临的风险感到悲伤；还会有一些家长很快做出行动，让整个家庭都为适应多动症孩子做出调整。对于大多数家长来说，悲伤的情绪会随着他们重新看待自己和孩子的问题而淡化。也有一些父母，很难完全消除这种悲伤的情绪，他们只是慢慢适应了这样的悲伤，并且把它放在了自己每天抚养照顾孩子和自己的工作等事情的后面。但是如果孩子一段时间内能够表现较好却突然病情反复，那种悲伤的情绪会重新回来。如果发生这样的情况，跟其他多动症的家长聊聊天，或者加入本地的家长支持小组，可以获得支持和帮助。如果出现焦虑、抑郁等情绪，建议适当做一些专业心理咨询来调整。

面对多动症的确诊，最好的做法就是接受，接受孩子患病的事实，理解孩子的症状，与之共处。孩子的不良行为不是故意为之，他自己也不想有这些问题，这是他不能控制的。他需要你帮助他来应对这些问题。你要保护他，避免他被那些不理解他病情的人伤害。接受孩子的多动症必须做到把自己解放出来，去扮演一个帮助孩子进步的角色。你要比其他父母更加积极主动地去培养孩子的自尊，创造性地发现孩子的闪光点，寻找孩子的长处并发扬光大，为孩子设计他的未来。

当你接受了孩子患多动症的事实，你就要学习掌握更多的知识去更好地帮助孩子，可以参加一些关于多动症的家长支持课程或儿童管理训练项目，通过书籍、电视、网络了解更多照顾和养育多动症孩子的方法。通过自我教育，你会明白孩子正在同一种发育性障碍做斗争，而父母承担着帮助孩子跨越这种障碍的艰巨任务。父母要在知识的武装下去帮助自己的孩子，这是其他任何人都帮不了的。

第四章　养育多动症孩子的原则

在第一章中，我们已经详述了关于多动症的症状表现、病因以及多动症的真面目，了解到症状表现只是这种障碍的表面特征，源自一系列潜在的心理能力或大脑功能（称为大脑的执行功能），这些执行功能会调动大脑的其他部分来完成我们的目标和计划。执行功能实际上指的是能够着眼未来、规范自己的行为来实现目标的能力。多动症和执行功能都与大脑中相同的神经网络有关，这些神经网络决定着我们集中注意力、制定计划、继续执行任务、有效地行动和思考，并从各种信息中选择需要重点关注和采取行动的内容。

神经心理学家认为，这些神经网络（以及其他网络）至少产生了七种执行功能：自我察觉、抑制和自我克制、工作记忆、时间意识和时间管理、情绪的自我控制、自我激励、自我规划计划和问题解决。这些功能之间相互作用，使我们能够通过事后总结和预见来控制自己的行为。这些执行功能主要发生在大脑的前额叶，即额头的后面，但其所参与的网络延伸到了大脑的许多其他部分。多动症患者大脑中执行功能的缺陷给孩子行为的许多方面以及日常生活中的许多领域都带来十分广泛的影响。患有多动症的孩子可能会表现出对他现在不利的行为和对他将来不利的行为。

大脑前额叶是创造目标和制定计划的地方。它还负责将计划付诸实施，监测进展情况，并根据需要进行调整，以实现目标。执行功能有助于孩子成长为一个独立的人，能够为自己作出决定，也能够成功地制定和实施计划。没有执行功能，我们就会失去方向，从一个冲动跳到另一个冲动，无法实现任何我们可能想要达到的目标。

认识到这些执行功能上的缺陷可以帮助我们理解为什么多动症是一种严重的障碍。这些多动症背后的执行功能缺陷损害了孩子的独立能力，使他们无法独立于父母和他人去发展自我控制、自我照料和自我决策的能力。这些能力对于计划、组织、随时间推移采取行动来实现目标（和完成其他工作），以及为将来做好充分的准备，都是至关重要的。

多动症的孩子并不缺乏技能或知识，所以向孩子示范如何做事情对于解决他们的问题起不到太大的帮助作用。如果将以下原则与人们通常采用的教学方法、知识或技术结合使用效果会更好：给予清楚的指导说明；重新安排任务，使其更有趣和更有激励性；把任务切分成更小的模块并配合频繁的短时间休息；重新布置环境，减少让孩子分心的东西，帮助孩子把注意力集中在当前情境下重要的对象上；将孩子的行为重新定位在未来的目标而不是即时满足上；当孩子完成任务或遵守规则时，立即给予奖励。

教养多动症孩子的核心原则：

1. 对孩子的不当行为做出反应之前暂停一下；
2. 利用暂停时间好好想一想接下来介绍的这些原则；
3. 选取与这些原则相一致的方式来应对孩子。

以下内容适合养育多动症孩子的父母时不时地看看，在抚养孩子的过程中，它会温柔地提醒父母努力成为更好的父母。

原则一 找到通往成功的途径

每一个父母都希望自己的孩子长大能够成功。每一个人对于成功的定义有所不同，但至少我们都希望自己的孩子长大后能成为独立、自主、负责、自立并对生活感到满意的人。对于一个患有多动症的孩子，如何能走向成功的人生，可以说具有极大的挑战。多动、冲动、注意力不集中、时间感差、情绪控制差等等问题带来的影响，会使孩子难以在当前做出正确的选择，也很难规划好未来。

针对多动症儿童长大成人后的研究表明，在某种程度上，患者的发展跟下列因素有关：

· 更高的智力；

· 接受更多的教育；

· 多动症症状较轻；

· 没有任何其他心理障碍；

· 家庭的经济状况较好；

· 双亲俱全；

· 更友好的社区；

· 在儿童期有更多的朋友。

上面列的这些因素对所有孩子的成长都有帮助，它们可能不是多动症的孩子在日后能够拥有积极人生的决定性因素，但它们会给多动症的孩子带来相当大的好处。如果父母在养育多动症孩子的过程中能够积极地拥护孩子的权益，正确看待孩子真实存在的障碍，了解他们真的需要比普通孩子额外的付出，并且能够积极地关注孩子身上的优点、能力和优势，将对孩子的发展有巨大的帮助。

研究表明,多动症的孩子如果不进行治疗,在他们成年后会出现更多的问题,例如,他们成年期的预期寿命会缩短12年的时间;他们会有饮食、睡眠、运动、保健等方面的问题;可能会饮酒或吸烟过量;患者儿童期的早夭风险会增加一倍,成年期的早死风险会增加3倍以上;在监狱中有20%以上的服刑者患有多动症。

在成年多动症患者中也有成功的例子。我们会发现,这些人的成功,往往是因为他们的亲人一直都在身边支持他们,尤其是他们的父母。也可以说,家人是多动症儿童获得成功的关键且重要的因素。多动症患者身边的家人和朋友会对他们产生建设性的积极影响。

大家非常熟知的奥运游泳冠军菲尔普斯在他的《水面之下:菲尔普斯自传》中写道:"妈妈很少给我反对的意见,她总是对我点点头,列举出一系列可能的后果,婉转地对我说话;当我获得成功后,她把功劳都归于我;我特别感谢那些经常鼓励我的人,他们总问我喜欢什么,而不是禁止我做什么。"在菲尔普斯成长的过程中,他的妈妈、姐姐和教练一直在帮助他:发现、关注和发展他的运动天赋;找到可以帮他进一步发展的当地资源;从在学校遇到的困难中解脱出来,提供个性化的学业辅导;

在情感和经济上支持他；安排好他的时间，让他投入地生活。在菲尔普斯表现不好的时候，妈妈和他一起学习，帮他在学校得到额外关注，解决他的注意力问题。当他有情绪问题的时候，妈妈会制定一些提示策略帮他控制情绪。当他学习数学遇到困难时，妈妈为他聘请了数学家教，用运动的例子帮助他学习解数学应用题……

像菲尔普斯这样的多动症患者还有很多，如果他们的父母能够为孩子积极地寻求最好的治疗和照顾，发掘孩子的兴趣和身上的特长及优势，培养他们自身的天赋，只要父母持之以恒，相信这些孩子也能成长为独立、自立乃至成功的成年人。

确保孩子得到专业的评估、诊断和治疗

确保多动症孩子能够健康成长的第一步是进行全面的专业评估，以便制定适当的治疗方案。对于多动症，最佳的治疗结果通常源自综合的治疗方案，而不是单独的治疗手段。

在所有成功的案例中，如果患者没有在儿童和青少年时期得到适当的治疗，他们将永远无法取得大的成就。一些多动症患者描述，通过服用药物，他们就像戴上了眼镜，看到了以前看不到的东西，同时看到了自己犯下的错误。一些高智商的多动症孩子，经常被学校老师误认为是爱惹麻烦的学生，而不是患多动症的学生。这时父母坚持让孩子尝试使用多动症药物，才能使孩子得到真正的帮助。对于有的学校而言，多动症会带来很大的挑战，因为老师会认为孩子的注意力问题和学业方面的问题是父母管教不严造成的，他们不认为这是孩子的神经发育问题，更不愿意花更多的精力在这些有学习或行为问题的学生身上。在这种情况下，哪怕孩子的学业成绩平平，家长无论如何都要让孩子顺利完成学业。

确定孩子的天资和才能

对于许多多动症患者来说，成功的关键之一是他们身上的某项才能或天资被发现。当然，他们在对应领域也要表现出强烈的兴趣。执行功能方面的缺陷经常会阻碍一个人的职业道路，因此，父母需要更加敏锐地发现并了解自己孩子所具有的独特之处，为他们探索出不寻常或非传统的职业之路。

在心理学上有一个被称为"利基选择"的现象，即我们会基于自身的优势、劣势和兴趣，知道自己在哪个领域可能会成功，在哪个领域可能会失败。因此我们会不断地选择那些自己做得不错或很好的事情，同时回避那些我们没有天赋、没有成功经历或有过失败经验的事情。多动症患者在体育运动上的表现可能要比在其他学科上的表现更优秀，就像我们从菲尔普斯的例子中看到的。跟体育运动相关的活动对多动症儿童有明显好处，这些运动有助于他们控制和减轻症状，同时还能遏制他们患肥胖症。

大多数家长往往很容易说出孩子身上的种种问题，而孩子身上有哪些优势，则是多动症儿童家长更需要考虑的。找出孩子的长处，发展孩子的优势至关重要。孩子天生对什么感兴趣？孩子的长处是什么？除了学业以外，孩子在哪方面较擅长？家长对于孩子独特的天赋要保持开放的心态，帮助他们提升和扩展，培养他们从事非传统但有价值的职业。

寻找有助于培养孩子才能的资源

要想帮助多动症孩子在某个领域里真正获得成功，除了找到孩子感兴趣的事情，还需要通过专家指导和更多的练习来促进孩子才能的发展。切记，如果发现孩子有某方面的天赋，一定不要家长自己教，要寻找专业的老师或教练，因为家长一方面缺乏专业性，另一方面在教孩子的过程中很可能会破坏亲子关系。家长可以通过各种方法，寻找和利用各种资源，给孩子提供更多的学习机会，提高孩子的才能，为孩子将来的成功打下基础。

成为孩子无条件的支持者

养育一个多动症的孩子会给家长带来很多的挑战，但是请一定要时刻记住你的角色是孩子无条件的支持者，仅管家长都有做不到的时候。在面对患有多动症的孩子时，家长要清醒地认识到，孩子的行为很多时候跟普通孩子的不一样，家长不要采取"硬碰硬"的方式，因为越是严厉或强硬，可能短期有效果，但长期来看，越会引发孩子的对立违抗甚至反社会行为。

父母为孩子提供的支持系统不仅仅是经济上的支持，更重要的是建立亲子"情感银行账户"。父母对孩子的喜爱、接纳、尊重和鼓励等都代表着往账户里充值。当家长一天一天把对孩子的善意和爱积累起来时，就会创造出密切而牢固的亲子关系。时间久了，当亲子情感银行账户里有了充足的"积蓄"，家长在给孩子建议或批评时（取款），孩子就有可能遵从。

📖 原则二　时刻记得多动症是真实存在的障碍

我们能够直观地看出我们身边患有自闭症、唐氏综合征、智力障碍等严重精神障碍的孩子与普通孩子不同，他们很容易获得我们的理解与照顾。而多动症的孩子看起来很正常，他们热情、活泼好动、多才多艺……因此,多动症患者的家长、老师,包括周围的很多人,他们不认为多动症是一种疾病,他们认为多动症是一种行为问题,是孩子故意要那么做,是家长养育不当造成的。正是出于这样的原因,多动症的孩子经常受到指责和批评,反而不会得到很多的关爱和帮助。

多动症是一种大脑执行功能的障碍,多动症这个名字本身把疾病的严重程度淡化了。多动症儿童从外表上看起来跟其他孩子没有什么不一样,导致很多人认为多动症儿童生理或神经方面的问题也是不存在的。患者外显的行为问题,往往被人们认为是教养方式或者周围环境的不良影响导致的。这种外在表象与所患病症的内在本质之间存在着强烈的冲突,导致家长经常忘记孩子的行为其实无法像同龄人一样。当你像要求普通孩子一样要求多动症孩子,而他们的表现又确实不一样,无法达到普通人的标准时,你会感觉到非常挫败,有时甚至愤怒。

正视多动症是一种真实存在的神经发育障碍,承认孩子身患疾病,以有尊严的方式对待他们,接受孩子的缺陷是他的一部分这个事实,真正接纳和支持他们,是多动症孩子父母从痛苦中解脱出来的唯一出路。你在面对教养孩子的挑战时,如果秉持的是一种关注的态度,你的表达可能就从责备转向了关爱和帮助。因为你知道,悲伤和愤怒不会帮你解决问题,只会适得其反。而当你正视孩子每天的问题时，你会知道孩子面对自己的疾病是无能为力的，孩子需要外界的帮助，尤其是你的帮助。多动症儿童最想要的是理解，理解和接纳才能让你去寻求更便利的措施和更多的治疗机会，来减少孩子在各种环境中受到的伤害。

研究表明，多动症儿童的执行功能缺陷范围约为31%。也就是说，相较于同龄的普通健康儿童，多动症儿童的发展似乎平均滞后30%左右。这就意味着多动症儿童在7种执行能力（本章开始时提到的）和自我控制方面无法做到和普通儿童一样。多动症儿童与他人之间的大量冲突其实都来源于父母、老师以及其他成年人对他们不恰当的期望。他们对孩子的要求和孩子实际能够做到的之间确实存在着鸿沟。

家长、教师以及其他成年人都需要降低对多动症孩子行为调节能力的预期，在看到孩子无法做到其他同龄人能做的事情时，对他应该有更多的理解和关心。按照上边的30%原则，我们可以粗略算出一个多动症孩子的实际执行年龄，即实际年龄乘以70%。也就是说，一个10岁的多动症儿童的自我控制能力可能更像普通7岁儿童的。因此，在自我觉察、冲动控制、注意力集中时间、工作记忆、情绪控制、自我激励、时间管理和自我管理等方面，我们对10岁多动症孩子的日常表现应该按照7

岁孩子的标准来看，而不是按其实际年龄（10 岁）的标准来看。

　　举例说明一下：你的孩子 10 岁，上四年级，根据 30% 的原则，老师给他留的作业是普通孩子的作业量就是不合理的。作为家长，我们可以跟老师沟通，根据孩子的情况，让老师减少孩子的作业量。但这样做短期来看虽然有帮助，但如果长期如此，孩子的学业知识和技能一定会落后于班上的其他孩子。还有一种方法，就是可以把大的任务拆分成更小的任务。以 20 分钟的大任务为例，拆分成 4 个 5 分钟的任务。给孩子 5 分钟的任务，然后休息一两分钟，再给他 5 分钟的任务，然后再休息一两分钟，以此类推，直到孩子完成所有任务。这样做虽然总时长会超过普通孩子完成任务的时长，但一定不会超过孩子自己单独完成任务的时间（他自己是没有能力完成的）。这个将任务拆分的方法很容易实践，能减少家长面对孩子的压力和亲子冲突。

　　30% 的原则应该可以应用到对多动症孩子的每一个重要要求上。当你想到孩子在自控力上的年龄比实际年龄要小 30% 的时候，你就会做出一些调整以符合孩子本来具有的自控力水平，你的期望值更加趋于合理，对孩子的行为表现也会更加接纳，情绪更加平静淡定。因为你知道，不能和普通孩子一样表现不是孩子的错。

　　当你能够充分理解孩子的多动症是一种切实存在的障碍后，

你就会积极地帮助孩子完成他需要完成的作业、任务。在他遇到困难的时候，原谅孩子，并运用 30% 的原则帮助孩子，你会发现可以减少很多亲子关系中的冲突，才更有可能全方位地帮助到孩子。

原则三　做牧羊人式的父母

作为多动症孩子的父母，要学会保证孩子的安全、健康，发现他们身上的长处、天资，找寻身边以及周围可利用的资源，最大限度地帮助发展他们自身的潜能。

父母要了解孩子在执行功能上的发展情况，知道孩子哪里好、哪里不好，有针对性地提供支持，帮助他实现最好的发展。做牧羊人式的父母，选择外部生存环境很重要，你要选择一块适合你的孩子生长的"牧场"，陪伴孩子成长。

第一，提供保护。作为牧羊人要日夜守护自己的羊群，保证外界伤害不到你的羊。父母要保护好孩子，让孩子避免受到来自家庭、学校、社会以及其他外部环境的伤害。多动症孩子遇到意外受伤、中毒、欺凌、情感虐待等伤害的概率是其他儿童的 2 倍以上。大多数父母都会本能地保护孩子，但是对于多动症孩子的父母，采取保护措施更加重要。

第二，选择最佳社区抚养孩子。社区环境对于孩子的成长十分重要。你所在的社区是否能够提供优质的学校、其他良好的"牧羊人家庭"、亲社会的同龄人、可以成为儿童良好榜样的成年人，以及其他可以促进儿童身心发展的资源？在可控制的范围内，找到最好的邻里环境。关注孩子的人际关系，引导孩子与亲社会的、心理适应良好的、能够激励其他人的伙伴交往。鼓励孩子多参加体育锻炼，体育锻炼对减轻多动症症状、改善情绪、促进自我激励都极为有益，同时还能帮助孩子保持适当的体重。

第三，重视和孩子之间的互动。孩子年龄越小，亲子互动越重要。家长要保持行为稳定，要尽可能让家庭生活、规则、管理、家庭仪式和其他经常性的活动处于一种可预测、令人愉快和亲子相互尊重的状态。与孩子保持一种稳定、具有支持性、有意义的互动方式，不要让你们的互动混乱、情绪化、反复无常或带有贬损。家长不要在心理上缺席，对孩子不闻不问。

第四，根据需要进行调整以适应孩子的不足。家长可以通过改变环境来降低某种障碍带来的影响，从而降低孩子在特定的情形下功能受损的程度。例如，在准备晚餐的时候，你可以让孩子在厨房旁的餐桌上做家庭作业。设一个计时器，让孩子在一定时间内完成一小部分作业，然后短暂地休息。整个过程中有你的监督、鼓励、认可。你还可以抚摸他的肩膀来传达鼓励以强化好的行为。这样做可以大大提高孩子完成任务的可能性。

第五，改善孩子所处的环境。在卧室里放更多的书供随时阅读，还可以安排更多的教育玩具、有益的教育电子游戏、运动装备，或在院子里增加一架秋千。想方设法改善孩子的环境，让环境更加具有教育性、娱乐性，让孩子在环境中随时感受到乐趣。

第六，为孩子提供良好的营养。多动症的儿童很容易被高淀粉、高糖的食物和饮料吸引，这些垃圾食品容易导致他们出现肥胖、糖尿病等健康问题。因此家长应该密切关注孩子的饮食和整体营养情况，为孩子提供均衡、更有营养的食物，通过调整饮食确保孩子的身心健康。

第七，每天所做的事情尽量保持一致。检查一下你的家庭生活习惯，要尽量保持每天所做的事情都一致，并且是可以预测的。不可预测的家庭环境和日常生活会导致孩子在饮食、医疗保健、睡眠等方面混乱。多动症儿童的抗压能力本来就因为患病而受损，如果家庭生活经常不一致或混乱，很可能会造成孩子出现对立违抗行为。

第八，家长要做好自我照顾。为了能够在抚养多动症孩子的过程中发挥最好的状态，家长要经常参加活动，如体育锻炼、个人成长团体活动、瑜伽或冥想等课程，要培养自己的兴趣爱好，这样能够帮助自己保持充沛的精力和良好的情绪。维护好自己的健康，才能为多动症的孩子做好牧羊人的角色。

原则四　分清任务的优先次序

　　养育一个多动症的孩子，会让家长经常感觉身心俱疲，因为多动症的孩子在自我调节和执行功能上存在非常广泛的问题。他们在听从指令、完成家务、完成课业以及其他各方面都会遇到很多困难。当孩子出现问题时，家长往往会重复不断地向孩子发出指令。孩子越不能立即行动，家长就会越生气，结果就是父母和孩子之间一场接一场的战争。

　　多动症孩子情绪自控力有限，等待和延迟满足的能力很低。如果他们在做喜欢的活动时被要求去做收拾书包或写作业等不好玩的事情，很容易感到不满，继而引发他们与父母之间的冲突。这种冲突导致孩子愤怒、暴躁、争吵、不顺从，甚至出现报复心理。这些行为可能会演变为对立违抗障碍。

　　要想将父母和孩子的冲突最小化，最重要的方法就是将各种任务分出优先等级。父母都会对孩子提出很多要求，对于普通孩子来说都有可能难以听清父母所有的要求，更不要说有多动症的孩子了。对于有多动症孩子的家庭，维持家庭的和谐关系始终都是最该优先考虑的事情。

以一天中的早晨为例，你可能希望孩子做以下事情：

· 在要求的时间起床；

· 服用多动症药物；

· 上厕所；

· 穿好衣物；

· 整理好床铺；

· 把睡衣放到指定位置；

· 把地板上的玩具收起来；

· 把脏衣物放进洗衣篮；

· 刷牙、洗脸；

· 把毛巾挂到毛巾架上；

· 吃早餐；

· 把餐具放进洗碗机；

· 把学习用具放进书包；

· 把书包放到门厅；

- 找到外套并穿上；
- 穿鞋。

看一下这个清单，你认为孩子在上学前整理好床铺、把睡衣放到指定位置、收拾地板上的玩具、把餐具放进洗碗机，这些事情真的那么重要吗？一定要在早上这个时间段完成吗？哪一件可以推迟到更合适的时间？如果你期待你和孩子从早上就能避免冲突，轻松地开启能量满满的一天，就要对有些事情进行删减。比如家务类的事可以选择时间更宽裕的时候再做，这样孩子有更多的时间来完成，你也有更多的时间来监督。有些事情可以安排到放学后或者周末，这样孩子就不用在出门前急着去做这些事情，心理压力会减小，情绪也不会受到影响。家长要判断哪些事情在哪些时间段完成更不容易引起亲子冲突。

不管什么时候，当你觉察到对孩子提出的要求总是会引发争吵或者孩子的挑衅的时候，你可以问自己三个问题：这件事重要吗？（我必须这样做才能促进孩子成长吗？）这件事紧急吗？（一定要现在做吗？）这是谁的优先事项？（现在必须由孩子来做吗？）如果这三个问题的答案是肯定的，那就接着做。但现实往往不是这样，你一定要学会退一步，停下来看一看，给自己思考的时间，这样你就不会因为冲动而做出错误的决定了。

📖 原则五　用正念的方法觉察自己和陪伴孩子

一个好的父母应该和孩子待在一起，欣赏孩子本身的样子。而一个多动症孩子的父母要想和孩子建立和维持一种亲密的关系，就必须更加努力地关注孩子的积极方面，在孩子身上投入足够的时间与注意力，欣赏孩子，也欣赏自己。

养育一个多动症孩子会给父母带来很多的困难，因为这些孩子的发育比其他同龄孩子的滞后（30%左右）。身边的人对多动症孩子也存在很多误解。多动症孩子需要专业人士的治疗和干预，而父母的时间和精力往往会被一些琐事或社交媒体所占据。父母该如何避免自己的时间和注意力被"劫持"呢？培养正念是一个不错的办法。

研究表明，正念能够减少人们生活中的压力，提高生活质量，帮助人们更好地应对痛苦，改善与他人之间的关系。我们过去关注的是我们不得不面对的事情，包括无趣的、有挫败感的事情。而正念会教我们将感官和注意力集中在当下的事务上，这样会让我们更多地欣赏身边的人事物，尤其是我们的孩子，真正做到心无旁骛地和孩子待在一起。

当你和孩子在一起的时候，对于陪伴孩子保持觉察，正念的方法可以帮助你减轻育儿的压力，让你对自己的生活有一定程度的满足感，能够欣赏、关注、认可孩子本身的样子，从而和孩子建立一种更为平和持久的关系。关注和欣赏孩子，并不仅仅是因为他行为表现良好，而是因为他在你生命中的存在本身。

为了养成真正陪伴孩子和保持觉察的新习惯，请在以下四个方面练习正念。

1. 在你一个人独处的时候，把这些独处的时间作为练习时间，而不必再刻意安排时间。

2. 可以选择那些你与孩子的"特别时间"（在第五章中有详细介绍）或任何与孩子互动玩耍的时间。

3. 在孩子所做的事情中找到你认为积极、亲社会或令人满意的方面，即便是很小的方面，你要对此保持短暂的感知、关注与欣赏。

4. 将这种正念养育模式扩展到孩子遵守你的要求或执行其他任务的时候。

乔·卡巴金在一次关于他的正念养育书籍《正念父母心：享受每天的幸福》的采访中说：

> 正念养育是一种终身实践。这意味着你不再执着于结果，而是更加关注你和孩子生活中正在发生的事

情。正念养育的核心在于每时每刻、敞开心扉和不加评判地关注。正念养育需要我们看到孩子真实的模样，而不是我们想要的模样。我们可以让生活中发生的每件事成为我们为人父母的课程，因为事实确实如此，无论我们是否喜欢。

下面介绍一下独自一人时进行身体扫描的练习。

你可以找一个相对安静、不受干扰的地方，留出15~20分钟的时间，采用坐姿，可以靠着椅背，但不要躺着，因为那样你可能会睡着。深吸一口气，闭上眼睛，然后慢慢地、有规律地、自然地呼吸，就像人入睡时那样，但不要睡着。

现在开始来扫描身体。从头部和颈部开始，集中精力放松这两个部位的肌肉。你可以紧绷头部和颈部的肌肉，然后放松，看看这能否帮助你舒缓紧张的压力。然后沿着你的身体部位和主要肌肉群（肩膀、手臂、胸部、腹部、腿和脚）向下扫描。接下来，扫描一下身体内部的感觉。依旧是从你的头部、颈部和脸部开始，关注那个身体部位在当下的感觉。也许是压力、温度、衣服的触感或者和椅子表面接触的感觉。关注那种感觉。如果你感觉到某个部位有些紧张，可以试着再次放松那个部位的肌肉。再一次继续扫描你的身体，关注每个身体区域的感觉就好。

接下来介绍一下在与孩子的特别时间做关注孩子的正念练习。

请你每天留出 15~20 分钟的游戏时间，用来和孩子一起玩，去关注他、认可他、了解他、欣赏他，并对他在那一刻的状态保持正念关注。这既是一种有价值的实践，也是一种良好的投资。作为一种实践，它让你为随后全天关注孩子做好准备，尤其是当孩子听从你的要求时。作为一种良好的投资，它将改善你与孩子的关系，从而回报你所付出的时间和精力。每个人都渴望被欣赏。当孩子感觉到自己是被欣赏的时候，他们会更加尊重那些关心他们的人，而且往往会更愿意听他们的话，通常也更愿意给他们帮忙。

对孩子的活动或游戏的关注包括以下几点。

1. 每天选择一个时间段，用 15~20 分钟，放下手中的事情，加入孩子的活动或游戏中。

2. 对于年幼的孩子，可以在指定的时间里，对孩子说："现在是我们一起玩耍的特别时间。你希望做些什么呢？"对于大一点的孩子，你可以问问他，你是否可以参与他正在做的事。

3. 放松下来，随心加入孩子的活动。当你心烦意乱、非常忙碌或即将离开家外出时，不要启动这段游戏时间。

4. 你可以在观察孩子的游戏或活动后，表现出你的热情，让孩子知道你觉得他的游戏或活动很有趣。对于大一点的孩子，你可以简单描述，但是要尽量少说评论的话。

5. 不要提问、指挥或发号施令，不要试图给建议或教导孩子。

6. 偶尔给出孩子一些关于他正在进行的游戏或活动的正面反馈。

7. 如果孩子开始表现出不良行为，你只要走开或看向其他地方一会儿。如果不良行为持续，那就跟孩子说，今天的特别游戏时间结束了。告诉他，等他表现好了，你会再跟他玩。

原则六　提升孩子的自我觉察和责任感

多动症儿童在执行功能上的弱点之一就是自我监控能力有限。他们对于自己做出的行为给自己和他人带来的影响缺乏责任感。原因是他们不知道自己在做什么，也不知道自己做错了什么，这样就很难想到为自己的行为负责任了。我们需要做的是帮助孩子能够监督自己的行为，当孩子表现出良好行为的时候，鼓励他继续保持，并且在事情不顺利的时候承担起责任。

多动症儿童在做很多事情的时候根本就没有思考自己在做

什么，以及这样做会有什么后果。父母可以通过向孩子提问题的方式来培养他的自我觉察能力。你可以用温和而友好的口吻问一些跟孩子有关的问题。例如，"你的生日是哪天？""你的衣服是什么颜色的？"然后问关于能力和活动的问题："你的画画得怎么样？""你擅长交朋友吗？""你和姐姐相处得怎么样？"你还可以问问孩子最擅长的科目是什么，可以帮助孩子思考他的长项或者短板。你可以问问孩子最近一次开心或生气是什么时候，当时是什么感受。记住，一定不要用审问式的语气，而是要表现出你的兴趣和好奇。问这些问题，是在给孩子做示范，向他展示他需要如何向自己提出这些自我评价性的问题。父母可以经常用这样温和的方式来提问。

还有一个简单而常见的方法是随机提示孩子注意他的行为。如果孩子没有监控自己的行为，可以随时提醒他，并让他承担行为带来的实质性后果。可以选择用计时器来提醒自己，把计时器设置为5分钟、20分钟、10分钟、3分钟、25分钟，诸如此类。每次闹钟响就是对你的提示，提醒孩子停下来，想想刚才他在做什么，然后让他评估一下他当下的表现。如果孩子正在完成一个任务，让他告诉你他认为离完成任务还有多远，他的进度是快还是慢。

年龄较大的儿童和青少年可能不希望同龄人看到自己被人

提醒，因此可以采用非言语方法。以下方法可以在学校、家庭以及有他人在场的情境下使用。比如，在课堂上，对于那些违反课堂规则的青少年，老师一边在教室里走动，一边摆弄手里的回形针，然后悄悄地把回形针放在分心的青少年旁边，提醒他将注意力放回到自己的任务上。也可以用其他物品代替回形针，只要事先告诉青少年这个物品有什么含义就可以。

利用睡前时间回顾一天的生活，也可以帮助提升孩子的自我觉察能力。父母可以和孩子建立一个每天睡前回顾一天生活的仪式。父母要用一种温和的态度去和孩子讨论，避免指出孩子的问题。父母可以试着从回顾自己的一天开始，然后引导孩子回顾他的一天。如果孩子记不清当天的主要活动了，家长可以给他一些温柔的提示。大一点的青少年还可以写一篇日记，记录当天发生的事情，指出哪些事情进展顺利、哪些不顺利，分析下次怎样做可以更好地处理发生的问题。

多动症孩子很难独立完成任务，难以遵守规则、承诺和约定，很难对自己的行为负责，由于他们容易冲动，经常会将自己没做好事情的责任推卸给别人，甚至责备他人。如果多动症儿童想要提升自我觉察和做出负责任的行为，就必须学会对他人负责，并且要经常接受训练，这样他们最终可以学会为自己的行为负责。

家长可以频繁地检查或监督分配给孩子的任务，包括孩子自己答应做的事情。让孩子告诉你他在做什么，即使你已经亲眼看到了；不要只关注孩子完成了多少任务，更要关注他是否诚实地汇报了他的所作所为，并给孩子鼓励、表扬和积极反馈；告诉孩子，你知道他能完成任务；告知孩子，你很快会再次检查，看看他在做什么以及任务的进展情况。

在检查时，父母要用积极的语言来提问，以提升孩子的自我觉察和自我责任感。建议将任务拆分成一个一个的小任务，每一个小任务的工作量要比其他普通孩子能够完成的任务量小。例如，不要一次性给孩子布置 20 道数学题，而是拆分成一次 5 道，分 4 次完成，每完成一次休息 1 至 2 分钟。也可以随机检查孩子完成任务的情况，当孩子不知道你何时会去检查的时候，如果他希望从你那里获得积极关注，他也会好好表现，去做你给他布置的任务。

对于年龄较大的多动症孩子，可以让他承诺和别人一起去完成一个任务，比如体育锻炼项目。因为如果承诺和另外一个人一起做一项运动，通常参与的可能性会高很多。父母可以和孩子一起参与活动，但相较于父母，青少年更愿意和同学、朋友一起参与活动，因为他们更看重同龄人对自己的印象。需要提醒的是，父母对于多动症的孩子不要有过高的预期。

原则七　语言身体双轨沟通

作为多动症孩子的父母，在很多事情上需要说很多，常常要不断地对孩子发号施令，但事实上说多少都无济于事，但他们不知道面对孩子"没有做应该做的事"的时候还能做些什么。即便父母详细地对孩子说明要求，孩子仍不能做到，这是因为语言不能很好地控制他们的行为，他们大脑中语言互动和行为指导的那部分功能不如其他孩子发展得好。他们的问题是行为障碍，不是认知障碍，再多的信息也不能让他们很好地去倾听和服从。他们在工作记忆方面存在缺陷，在完成任务时容易分心，缺乏自我激励，而且65%的多动症儿童有对立违抗障碍。面对这一切，可以采取下面的方法。

在跟孩子说话前，先走到他身边。当你想让孩子做些什么的时候，不要隔着房间或离很远的距离跟他说话，那样可能会没有效果。你要站到他身边，将你的手放在孩子的头、肩膀或手上，请孩子看着你的眼睛，听你说话。因为眼神的交流会增加互动。不要对着孩子的后脑勺或后背说话。

对孩子说的话要简短、直接、明确、具体。如果要下达指令或命令，要用公事公办的语气，清楚表达，直截了当，不要大喊大叫。如果要表达感谢或者表扬孩子，要说得愉快、真诚、简短。例如，"你听我说，照我说的做，我真的很高兴""谢谢你帮我把餐具放到厨房水池里"。如果是训斥，听起来要坚定、严厉，声音低沉有力。不要用大喊大叫表达愤怒，直截了当地表达不满，不要失控。

为了确保孩子听懂你说的话了，可以让孩子复述你刚才对他说了什么、让他做什么。即使你对孩子没有做到的事情表示不满，也还是要用你们之间的方式表达关心、爱意和亲密。这样孩子就知道你针对的是他所做的事，而不是他这个人。

原则八　帮助孩子真实感知时间

多动症的孩子在感知和利用时间方面有很大的问题，缺少对未来的远见，因此很难管理自己的时间。这对孩子有着很大的影响。

随着年龄的增长，孩子越来越能提前预见未来可能发生的事情。年幼的孩子能够提前几分钟预见可能发生的事情；小学低年级阶段的孩子的预见时间能够延长到几个小时；小学中高年级的孩子的预见时间能够达到 8~12 小时；到了青春期，孩子的预见时间可以延长到几天；在青春期后期和成年早期，可以延长到几周；成年人为未来做准备的时间平均为8~12周。

普通的孩子在面对不熟悉的情况时会停下来思考他们之前经历过的事情及与现在发生的事情有关的事件。他们也会利用储备的知识预测接下来可能发生的事情。他们对时间的感知，对未来的思考，是为即将采取的行动做准备。而多动症的孩子因为非常冲动，不太会停下来想自己的过去，也无法预测未来即将发生的事情。

把时间外化然后分解能够帮助多动症孩子管理时间，从而管理他们的行为。多动症孩子的内部时钟不能很好地指导他们做一项任务，因此他们需要依赖外部时钟来显示时间的流逝，这就需要父母帮助他们来做到这一点。

当多动症的孩子做一项时间相对较短的任务时，家长可以在他的面前放置一些计时的工具，如烹饪计时器、手机秒表计时器、在线秒表或计时软件等。在孩子开始一项任务之前，你需要给出一个时间期限指令，比如，"你有10分钟的时间来做英语作业"，然后将计时器设置好10分钟，放在孩子的面前。一个清晰可见的计时器可以让孩子一目了然地看到时间过去了多少，还剩多少时间。

将孩子难以坚持的任务分解成小任务。这个方法在前面介绍过，就是将一项大的任务分解成多次完成的小任务。比如将一项 30 道数学题的作业分解成 3 项 10 道题的任务，每项任务完成后休息 2~3 分钟。这样分解任务确实会使孩子完成作业的时间更长一些，但是对多动症的孩子来说，并不会比按正常流程用时更多，因为他们本来也不可能按正常流程完成任务。将任务分解成较小的部分，可以帮助孩子保持在整个过程中的积极性，相信做这个任务是容易的，并感觉整个任务不那么繁重，也会让孩子更有信心。

多动症的孩子很难做到耐心等待，但是在生活中有很多的时候都需要等待，比如在超市买东西结账的时候要排队付款，在医院看病的时候需要排队等待，在看电影入场检票的时候需要等候等等。在以上种种需要排队的场合，父母需要提前做一些准备来帮助孩子。比如可以带一些孩子感兴趣的东西，如小玩具、书籍、安装有视频或游戏软件的智能手机，让孩子打发时间。如果没有带这些东西，可以尝试做一些孩子喜欢的事情，比如找来可以画画的工具让孩子画画，可以唱歌，还可以发挥你和孩子的想象力，创造出孩子感兴趣的事情。比如我就曾经随便把一小块纸巾团成小球握在手里，让孩子猜纸巾球在哪只手里。

原则九　分解和外化任务

患有多动症的孩子都有工作记忆的问题。这种记忆上的弱势让我们知道一个重要的事情，那就是多动症是一种表现障碍，而不是技能障碍。多动症的儿童知道大多数同龄孩子知道的事情，但是他们不能用这些知识来指导和控制他们的行为，这对行为的结果影响很大。

大多数多动症儿童在认知方面没有任何问题，但是他们所知道的知识并没有体现在他们的行为中，因此许多人会认为他们的认知有问题。当多动症的孩子不能用他所知道的知识去做他应该做的事情的时候，父母往往会很生气，他们会认为孩子是故意的、不负责任的。多动症孩子的父母一定要时刻提醒自己，孩子并不是"不愿意"做到，而是"不能"做到，这会促进父母跟孩子之间的关系，让父母愿意尽己所能地帮助孩子。

多动症的孩子并不是主动选择做事冲动，而是他们的大脑在工作记忆和冲动控制方面存在问题。因此我们不能通过教授他们知识和技能来去除他们的症状。研究表明，对多动症儿童和青少年进行技能训练不是很有效。因为他们即便学会了管理时间、人际交往的相关技能，到了需要应用的场景中，他们仍然不会去应用。帮助多动症孩子把他们所知道的展现出来才是重要的。对情境加以改良，提示孩子，为他在合适的时间和地点使用这些知识给予奖励。这个方法可以帮助孩子克服多动症的大部分执行功能障碍。

孩子在做作业或其他任务时，家长可以采用将必要的信息转移到孩子大脑之外的可视化存储设备中的方法，如将重要信息记录在纸上、档案卡上或图标上，并将其放到孩子完成该项任务时可以看到的地方。比如列"待办清单"的方法：把要做的事情写下来，把清单放到孩子可以看到的地方，这样做可以经常提醒孩子记住应该做什么。多动症孩子的生活和学习中非常需要这样的辅助工具，比如在孩子做家务活、做家庭作业以及在做其他你希望孩子独立完成的事情时。把家规贴在冰箱上，孩子会经常看到并得到提醒。在孩子上学前要经过的门前贴上上学准备例行活动表，在浴室镜子上贴上洗漱或刷牙步骤，可以随时提醒孩子需要完成的任务。对于多动症的孩子，父母可能需要把每一件家务分解成非常具体的步骤提醒孩子完成。

对于孩子写作业需要遵循的步骤，家长可以把它们按照顺序写在卡片上，放在孩子写作业用的书桌上。孩子正确按照步骤完成的时候，可以得到奖励（实物或代币积分）。这个方法适用于有阅读能力的孩子。对于年龄较小的孩子，可以采用图片清单的方法。

在日常生活中，要求孩子做家务时也可以采用制作家务卡片的方法，如要求孩子收拾玩具、整理自己的房间、摆放和收拾餐具、照顾宠物、倒垃圾等时。每种家务都可以制作单独的卡片，每张卡片要包含完成任务需要遵循的步骤，把这些步骤写在卡片上，把卡片放在孩子面前。

还有一种方法可以增强孩子的工作记忆，就是让孩子在完成任务时大声地说出他应该做什么，因此要鼓励孩子大声自我对话，让他阅读或背诵提示卡上的规则或步骤。家长也可以在他完成任务时提问，让孩子说出他正在做什么、接下来要做什么，这样才能让孩子将注意力集中在当前的任务上。

原则十　有规划有组织地做事

组织管理能力能让一个人更高效、更及时并且更有效地完成日常的工作和生活任务。对于多动症孩子来说，他们很难在生活中进行组织管理。例如写完的作业找不到了，课本消失了，书包里塞满皱巴巴的纸张，卧室或者游戏区混乱不堪。多动症儿童和青少年的组织管理水平排在同年龄人中的最后7%。

人类的大脑允许多种想法从任何地方进入我们的意识,这样它就可以把各种紧密而模糊的想法整合在一起,形成最终的联系。当大脑没有参与到完成某个目标或任务的过程中时,思维就会畅通无阻地跳跃。当某件事确实需要我们集中注意力时,大多数人都可以保持专注,暂时把不相关的信息排除在外。但对多动症患者来说,让大脑停止四处游荡非常困难。在他们试图思考必须完成的任务时,其他的思绪会悄悄地进入孩子的大脑并分散他们的注意力。这时白日梦占据了上风,他们的思维没有投入他们本该做的工作。

多动症儿童存在工作记忆缺陷和时间管理缺陷,注意力不集中,冲动控制能力弱,他们会因为周围发生的事情分心,往往没有足够的动力来组织管理自己的生活。他们会寻找捷径,用尽可能少的努力完成任务,如把用过的东西随便扔到使用过它们的地方,会比把它们放回原处容易得多。所以,多动症儿童不仅思想混乱,他们在家、学校以及其他生活空间中也是如此。整理物品并将它们放回原处可能需要一些额外的时间和精力,但是这么做能让以后的效率更高。多动症患者不会直接考虑生活中的"以后",因此"以后"也就无法成为他们保持条理性的有力理由了。这就是为什么多动症人群如此缺乏组织能力。

要帮助多动症孩子保持条理性，需要在他完成任务的地方采取解决的办法。调查孩子目前在哪些方面缺乏条理，会影响他的家庭、学校、社会、生活中的哪些场景。和孩子一起把这些地方和空间进行分类，并考虑哪些方面需要先理顺。在为孩子组织整理工作空间时，需要遵循一些规则。

第一，选择工作地点。工作地点在哪里，对多动症孩子是否没有干扰？当孩子在那里工作时，父母或老师能否经常监督到这个地方？如果没有，就需要更改位置或重新整理来满足这些要求。

第二，确定放哪些经常使用的材料。根据孩子的年龄，选择常用的重要材料，如提示卡、胶带、回形针、计算器等，放到孩子伸手可以拿到的位置。可以和孩子列一个清单，说明在每个空间里完成对应的任务需要的物品。下面是一些示例。

卧室：存储干净的衣服、脏衣服、玩具和书等，要有标签作为工作记忆的辅助工具。

书包：书包应该放在特定的位置。所有需要放进去的东西都应该在前一天晚上准备好，将书包整理好。放一份应该装哪些东西的清单，有助于在最后一分钟做检查。

体育用品：多动症儿童比其他儿童需要更多运动，他们经常最先到达运动场，却发现没有带运动器材。在房间的指定位置放一个可以放置运动器材的架子，准备一份孩子需要带什么去锻炼的清单，还可以在架子的相应位置上贴上标签。

桌子：纸、笔、美术用品、家庭作业的待办事项清单、作业本、奖励记录本、计时器等等。

第三，选择最佳时间。在学校，孩子必须在课堂上完成老师布置的课堂作业。在家里，通常不应该在孩子放学一到家的时候就要求他们做家庭作业。因为他们的动力可能因一整天的功课和其他要求耗尽了，他们的执行功能需要重新充电。家长可以让孩子放学后先吃点零食，玩一会儿。安排孩子做家务的时间可以选择在周末，在孩子做休闲活动之前。要选择他们最能集中精力的时候安排相应的任务。

多动症的孩子极度缺乏组织能力，如果不定期监督，孩子会经常陷入混乱。因此家长必须在孩子工作时更密切、更经常地监督他，根据需要帮助他改变方向，找到激励他坚持下去的方法，并定期检查他的工作空间和其他地方，确保井然有序。如果没有这样的监督，久而久之，多动症儿童往往会重新采取混乱无序的做事方式。

📖 原则十一　问题解决具体化

所有的知识和技能都无法消除多动症孩子的执行功能障碍，但这并不代表多动症孩子的父母对他们无能为力。前面讲到的一些原则能够帮助家长调整心态，理解孩子的行为背后是神经系统存在问题这个事实。孩子不是因为"不会"某些知识和技能，而是他们"不能"做到。理解了这一点，父母便能够减少挫败感和因此带来的跟孩子之间的隔阂。

随着孩子渐渐长大，需要解决的问题也变得越来越复杂。当一个婴儿哭的时候，他可能是渴了饿了，也可能是拉尿了。他的哭也是解决问题的一种方式。如果父母没有马上回应，他会哭得更大声。当一个很小的孩子发现他能搭建积木的时候，他是在解决问题。当一个小学生在做作业时，他是在解决问题。当一个孩子到了青春期的时候，他面对的问题会更加复杂。对于多动症的孩子，解决问题这一核心功能比自我管理更难，尤其是必须在头脑中思考如何解决问题的时候。

多动症患者很难把事情记在心里，并用它们来解决问题。

成人认为的解决问题，孩子们称之为玩耍。当孩子在玩耍时，他们首先用手把东西拆开，这能让孩子看到玩具、拼图、工具包含哪些部分，以及它们如何一起运作来实现它们的功能。最终，孩子会以各种方式重新组合这些零件。年幼的孩子会玩拼图块或积木，测试各种组合，看看它们如何组合在一起以构建出不同的结构或画面。大多数组合不是很有用，但一些独特的组合可以帮助孩子建构乐高结构或完成图片拼图。通过这个过程，孩子了解了玩具的世界，知道它们可以被拆解，自己也能够以新颖的方式让它们重组起来。这是我们一生都在遵循的过程。我们为了了解工作原理而拆开的每一件东西，都教会了我们一些关于单个组件的知识，我们用这些知识把东西重新组合起来。当我们成年的时候，我们就存储了相当多的信息，可以用来解决问题。

孩子一开始是手动进行分析和综合，随着慢慢成熟，他们发展了视觉表象的思维能力，开始在头脑中移动图像。一个4岁或5岁的孩子可能会记住一些图像。但是这个年龄段的孩子还不能将他们脑海中的这些图像分解和重组，从而产生新的想法。到了青春期，他们就能做到这一点。孩子在早期的发展过程中多次用手操作物体，随后不需要移动物体就可以测试不同的组合；渐渐地，他可以在头脑中调用移动物体的图像，并尝试有效地移动它们，以产生所需的结果。他通过手工操作找到了自己喜欢的组合，那么当他遇到类似的问题时，那些他喜爱的组合将是他第一个应用的组合。随着孩子的成熟，他可以在心理上处理越来越多的问题元素，直到找到某种可能解决问题的组合。他现在已经从体力劳动转向了以脑力劳动和问题解决为主。

我们需要解决的问题不仅仅涉及必须操纵的物体，还需要在头脑中操纵词语，以决定在特定的情况下该写什么或该说什么。

孩子不一定能意识到自己在努力地通过分析和综合实践来学习，他们这样做只是因为很有趣。一般孩子在他们变得越来越灵活、与周围环境的互动越来越多的过程中，会本能地开始进行分析和综合实践。多动症儿童也是如此，但是他们不能像一般孩子一样那么早就运用视觉表象功能或操纵词语。当他们最终发展出这些能力时，他们也不如一般孩子熟练，他们在执行解决特定的问题时会受到执行功能缺陷的阻碍。

多动症儿童很难记住信息来引导行为指向目标，他们不能像其他儿童一样分析和综合信息，也不能像一般儿童那样在心理上操纵词语，因此看似重复同样的试错行为，他们却没有从中吸取教训。多动症儿童会尝试同样的恶作剧，尽管可能每次都会受伤，但他们会坚持下去。在解数学题时，即使做过100遍这样的题，他们仍可能会被困在同一个错误上。多动症孩子会因为冲到队伍的前面，或者不举手就大声回答问题，被老师一次又一次地训斥。所有这些不从错误中学习的情况都源于孩子分析、综合、记忆信息的能力有限，以及不善于分析问题要素来考虑可用的选项。

多动症孩子很容易分心，一旦分心就会失去心理信息，不得不重新开始。他们把注意力集中在问题上的时间不足以解决它。他们要么重新开始思考，要么放弃解决问题，继续做一些更有趣的事情。他们被困在较早的、不成熟的阶段，在这样的阶段中，他们还停留于用操作来探索环境，因此显得不够成熟且效率较低。

无论在学业上还是在以后的工作中，多动症孩子需要越来越多地依赖心理能力。如何帮助多动症儿童在心理上解决问题呢？用实物和手动操作的方法可以帮助他们获得成功。

前面我们讲过，多动症孩子的大脑执行功能发展大约落后30%，他们可能仍然倾向于用手而不是用头脑来解决问题。即使孩子开始发展工作记忆和问题解决能力，让他用手辅助解决问题更能提高成功率。家长和老师都应该给孩子时间去发展问题解决能力，不要放弃。

算术问题的具体化可以参考下面方法。

1. 在孩子的书桌上画一条像尺子一样的数字线。孩子可以沿着数字线来回地数，来加减简单的数字。如果他在学习负数，也可以使用这种方法。例如，你可以把两条数字线放在一起，中心点是0，在左边的数字线上按顺序写上-1到-20。

2. 在孩子面前放一张矩阵一样的数字表，最上面一行写1~10，最左边一列写1~10。在每个单元格中，写上顶部的数字和最左边的数字相加、相减或相乘的结果。孩子可以在表格上来回浏览，帮助他找到答案并记住。

如果孩子要完成一个写作的作业，如先读一个故事，然后写一篇短文，可以尝试下面的方法。

1. 让孩子先看一遍这个故事，包括文字、图片等内容。

2. 让孩子只读第一段或一小部分。

3. 让他大声说出刚才读到的内容。可以制作一张提示卡，上面包含的内容有：谁？在哪里？什么时候？做了什么？怎么做的？

4. 让孩子写下他的一些想法，甚至只是这些问题的答案。如果有需要，可以用几个词或短语，甚至可以画一幅简单的画。不需要精雕细琢，重点是帮助孩子回忆那一段中的重要内容。

5. 让孩子复习他写的东西，以便更彻底地巩固对这个故事的记忆。

6. 让孩子读下一段。

当孩子面对任何需要解决的问题时，可以教他使用一些通用的策略，通过几个步骤来完成任务。

第一步，大声说出问题。孩子被要求做什么事情或思考什么问题。例如：打扫自己的房间。

第二步，分解。可以把任务分解为更小的任务。例如：把玩具收起来；把脏衣服捡起来放到脏衣筐；整理床铺。

第三步，头脑风暴。鼓励孩子思考并自由地联想问题的各个方面。当孩子思考这个问题时，他脑子里会闪现什么想法？对于多动症孩子，一定要确保他们或你把每个想法都写在便签或卡片上。自由联想的方式有点像蝴蝶，你需要在它们飞过时抓住它们，否则它们很快就会从你的脑海中消失，很难或不可能再回来。这就是为什么多动症孩子不能把自己的想法牢记在心。一定要让孩子尽快把想法记下来。

和孩子进行头脑风暴时，不管他的想法多么愚蠢或可笑，都不要批评他。因为我们的目标是尽可能多地从头脑中获取内容。批评会扼杀孩子的创造力。

第四步，对你写下的想法进行批评和分类。帮助孩子决定哪些头脑风暴的想法可能有助于解决问题，哪些似乎没有帮助或无关紧要。在批评每个想法时，首先要让孩子陈述每个想法的优点和他喜欢的地方。然后，让他思考并陈述每个想法的缺点、局限或不切实际的地方。最后，孩子可以把那些有用的东西进行梳理，形成一个计划，并进行测试，看看是否能解决遇到的问题。

多动症儿童因为他们的冲动、多动、缺乏组织能力以及情绪调节不良等问题，经常在交朋友和维持友情等方面出现状况，家长可以通过与孩子进行角色扮演来模拟一些社会性问题，在模拟过程中，呈现出孩子可能出现的状况，这样孩子就能看到行为的结果。

原则十二　提前为出现的困难做好预案

多动症孩子因为缺乏自我控制能力，经常会做出各种不该做的事。他们似乎无法控制自己的行为，这时往往需要他人的介入，来帮助管理他们的行为。当然，这个任务很大程度上会落在父母的身上。多动症儿童的父母就像消防员，经常是从一个火堆冲到另一个火堆，但父母要知道，孩子是情不自禁的。当你从解决一个危机奔向解决下一个危机时，你就会进入一种被动的教养模式，被动地等待事情发生，然后在事情发生时做出反应。这会让人筋疲力尽，它对你和孩子没有任何帮助。有一种替代这种被动模式的方式，那就是积极主动！

积极主动是指提前思考，为可能出现问题的情况做出计划，在问题出现之前实施计划，来减少或消除问题。前面我们讨论过在一天中可能出现问题的时间及引发问题的日常生活细节。确认那些时间段你和孩子会因为什么事情而争吵。解决方案是，在这段时间内优先处理待办事项，减少对孩子的要求。如果把这一原则付诸实践会减少日常生活中的相关压力，如准备上学、做家庭作业、做家务等。除此之外，在很多家庭以外的地方也会遇到麻烦，如商场、餐厅、朋友家等。

下面的策略主要针对孩子在家以外的地方的问题情境。

1. 列一张问题清单。

找一个充足的时间，坐下来，列一张孩子反复出现的问题清单。这些问题最有可能发生在哪里，把它们写下来，包括家里和外面的场所。

2. 选择一个问题情境。

思考一下，在那里通常会发生什么？以去商店购物为例。当你们走进商店时，孩子是不是跑开了，跑进了过道，远离你了？孩子是不是看到什么就去摸什么，把你不想要的东西放进购物车？孩子是不是要求你给他买吃的，或者买他从架子上拿到的玩具？

3. 想一下，可以做些什么来阻止问题行为。

既然你知道发生了什么，想一想前面的其他一些原则是否有帮助。首先要记得你的孩子的执行年龄比他的实际年龄晚一些。提醒自己，你的孩子患有一种障碍，他在商店里缺乏自制力不是故意的。接受现实，你的压力就会减轻一些，这样你就可以想办法来处理问题。你应该确定一下事情的优先顺序，准备好在事情不顺利时只购买必需品即可。考虑到孩子没有时间观念和急躁的特点，可以在手机上设置电子计时器，把它交给孩子，让孩子看到时间的流逝，知道这项活动不会持续太久。同时，你在购物时不要只关注购物清单，还要提醒孩子注意行为举止，温柔触摸他来引起他的注意。

4. 制定一个过渡的计划。

在你进入或过渡到问题情境之前制定一个计划。列出在即将到来的情境中，你希望孩子遵守的两三条规则。例如，去商店之前告诉孩子要待在你身边，未经允许不得碰任何东西，不要求买任何东西。孩子遵守了规则可以获得奖励，可以是物质奖励，也可以是代币或积分。如果孩子违反了规则，要拿走代币或积分，或者在商店找个安静的地方进行计时暂停，或者剥夺他的一些特权。

对于多动症孩子来说，让他们的双手有事可做，他们会很开心。以下是不同的问题情境中可以考虑给孩子做的事情。

1. 购物时，带一些东西给孩子玩，比如电子游戏、变形金刚玩具或孩子喜欢用手操作的其他任何东西。让孩子从架子上取下特定的物品，然后把它们放在购物车里。

2. 在家里，想想孩子能积极地做些什么来避免经常出现的麻烦。当你做家务的时候，不要任由孩子随心所欲，这样你就给了他足够的自由犯错误。你可以请他帮忙，也可以让他在你干活的时候做一些他喜欢的事情，比如画画、涂色、搭积木或玩黏土等。

3. 如果在户外，可以让孩子用小铲子挖土，用罐子来收集那个季节的昆虫，也可以让孩子用粉笔在露台或干净的地面上画画。让孩子做一些简单的事情，比如锻炼身体，在屋外跑来跑去。身体运动能在短时间内减轻多动症的症状，也能让孩子远离麻烦。

多动症儿童调节情绪有困难，他们不能很好地调节自己的情绪，这并不是因为他们缺乏技巧。他们容易冲动，抑制情绪的能力低，不太能运用其他人调节情绪的方法和策略。对于这种情况，父母要提前预见孩子可能会出现失望、愤怒、沮丧、兴高采烈等情况，可以通过改变或避免相应的情境来防止孩子受到伤害。

了解孩子的情绪是如何被触发的，就可以在孩子被强烈的情绪掌控之前做出主动干预。假设多动症孩子在操场上，另一个孩子试图拿走他正在玩的玩具，或者在他面前插队，抢走他想要玩的设备，或者另一个孩子对你的孩子说了一句调侃或侮辱的话。现在，一个潜在的情绪触发事件已经发生。一旦孩子的情绪平衡被打破，他就不再关注其他的事情，而是只专注触发事件。这个时候，多动症孩子会快速把头转向挑衅事件，大脑会很快将这种事件评估为一种威胁。对孩子来说，他会愤怒或恐惧，战斗或逃跑。审视一下那些最有可能引发孩子强烈情绪的情况、地点或事件，可以选择其他的一些情境来替换它们。如果欺负你孩子的人很可能在某一天的某个时间出现在操场上，那么那个时候就不要让孩子去操场了。识别可能触发孩子情绪的环境、事件和人，进而避免情绪问题的产生。

以上各条原则为多动症儿童及青少年的父母、老师和愿意了解和帮助多动症群体的人们能够更加理解多动症提供了很好的基础。尤其是多动症孩子的父母，重要的是和孩子培养和保持良好的亲子关系，因为这样才有可能减少和孩子的冲突，保证家庭生活顺利和愉快。养育自我调节神经发育障碍的孩子的父母，比一般父母的育儿压力要大很多，因为这些孩子比其他孩子需要更多的组织规划、监督和行为管理，似乎需要家长全天候地工作。父母认识到孩子的行为是源于其大脑自我调节能力和执行功能的问题时，就应该唤醒自己的同情心和同理心，做出适当的调整并寻求最有效的干预治疗。

第五章　如何帮助改善多动症孩子的行为

当家长拿到孩子的诊断书，确认孩子患有多动症时，家长的情绪反应很重要。如何接纳和面对孩子患有多动症这个事实，对于接下来家长如何帮助和支持孩子有着重要的影响。

家长如何面对多动症

多动症是一种挺让家长抓狂的病，因为它让人每天都得应对不同的挑战。对于一般孩子来说，起床、吃饭、上床睡觉等等事情可能是很平常的，而对于多动症孩子的家庭，这些简单的事情可能十分困难，甚至会是一场场战斗。其实，如果家长能够正确面对孩子患有多动症这个事实，让生活变得简单一些还是有可能的。家长应接纳事实，不去抗争。下面的一段话也许对家长有帮助：

请赐予我平静，让我接受我无法改变的事；

请赐予我勇气，让我改变能够改变的事；

请赐予我智慧，让我能够分辨这两者。

当孩子患上了多动症，我们知道这是大脑基因决定的，是无法改变的事情。面对这样的事情，家长需要有稳定的情绪状态和平静的内心。家长可以通过做出行为和方法上的改变，帮助孩子解决因多动而引起的行为问题。只有家长的情绪、心态稳定了，他们才有能力去分辨哪些是可以改变的，哪些是不能改变的，同时去接纳那些不能改变的。家长要提升分辨这两者的能力，唯有不断学习。只有家长自身的状态稳定了，才有能力使用科学的方法去帮助改善孩子的行为。

接下来，就来介绍帮助改善孩子行为的步骤和方法。这里特别强调一下，孩子的改变是循序渐进的，家长不要指望孩子一下就变成家长想要的样子。孩子形成现在的行为模式用了几年甚至十几年的时间，孩子改变的前提是家长首先要改变自身的行为。只要按照这些原则方法和步骤进行实践，家长一定会看到孩子行为有明显的改善，会更加地合作，会更好地适应日常的生活，完成那些他应该完成的任务。孩子在学校和其他场合的积极行为也会增加，同时与家人的关系也会得到改善。

📖 评估孩子的违抗性

请先评估一下你的孩子违抗性有多强。下面列出的几种行为，如果你的孩子在某一项上表现得过于严重或与其年龄段孩子的一般行为不符，并且该现象已至少持续了 6 个月，请将其记下。

1. 经常不能控制脾气。
2. 经常与成年人争吵。
3. 经常反抗或拒绝遵从成年人的规则或要求。
4. 经常故意做出一些惹恼其他人的事情。
5. 经常将自己的不当行为归咎于他人。
6. 经常容易被他人惹恼。
7. 经常怨恨他人或生气。
8. 经常怀恨在心或心存恶意。

如果上面的描述你至少记下了 4 项，那么说明你的孩子有明显的违抗或对立行为，也许有对立违抗性障碍。你需要请一位心理健康方面的专业人士协助你实施接下来的方案了。如果你记下了 6 项或者更多，你在生活中也许会遭遇孩子更激烈的反抗，那么一定要在专业人士的帮助下实施该方案。

如果想要帮助改善孩子的行为，家长必须准备好在接下来的几个月、几年甚至更长时间里通过学习提升自己、改变自己，从而改善孩子的行为。接下来介绍的方法一定要一步一步走，不能跳步，如果你和孩子的亲子关系不够好，就说明你还没有本钱。事有本末，物有终始，一定要注意次序，从家长自身的改变开始。

第一步，学会给予孩子关注

几乎所有的孩子在一开始的时候，只要能从家长（尤其是妈妈）那里得到一个微笑、一个点头赞许，或者是一句"好孩子"，他什么都愿意做。但是不知从什么时候起，家长们（尤其是妈妈）的反应大部分变成了消极的——批评、苛刻、不赞成、不相信，并总是关注孩子做错的事情，而不是孩子可能做得对的事情。因此，孩子慢慢地、自然而然地不再有动力努力获取家长的关注了。当孩子不再希望你关注他，孩子也就不再做希望引起你关注的事情了。

为了改变这种情况，家长需要重新学习关注孩子，努力欣赏孩子的优点。你对孩子认可得越多，孩子就越希望重新获得你的关注。

你是不是经常听到孩子对你说"妈妈你看!"他们经常来找你,努力获得你的关注,非常希望得到你的认可,因为你给予孩子的关注是一种非常有利的奖励和影响。

我们讲的关注包含积极关注、消极关注和不关注。积极关注是我们要学习的,也是效果最好的。有一个事实你要知道,那就是即使不是积极地关注,孩子也非常渴望,比如你的批评、指责这样的负面关注,因为有关注总比没有好。这无意中鼓励了孩子的负面行为。家长给了孩子负面的关注、错误的关注,忽略了孩子的正面行为。大多数父母会认为,如果对孩子错误的行为经常予以纠正、大声责备,甚至严厉惩罚,孩子就会减少犯错误。很多父母都陷入了这样的模式。事实是,持续的负面关注不仅不能解决孩子的问题,反而会给孩子带来很多伤害。有一个重要的事情家长一定要知道,那就是最坏的不是负面关注,而是不关注。当孩子让你左右为难的时候,记住:别走开。

你在对孩子积极关注的时候一定不要在赞美的话语中带有讽刺的意味,比如:"你这次的作业做得挺好的,但是你为什么不能每次都这样去做呢?你不是做得到吗?"如果你这么说,你的积极关注会大打折扣,力量一下就削弱了。

在给孩子关注这一操作步骤中,家长怎么做至关重要,反而孩子的改变是要慢慢来的，家长不要对此有过高期待。

具体实施方法如下：

1. 每天抽出 20 分钟的时间作为你跟孩子的共度时间，你可以给它起个名字，比如"特别时间"。可以在孩子放学后、晚餐后或写完作业后进行，不要有其他孩子参与。

2. 你需要跟孩子说明：从今天开始，我们设置一个特定的时间，20 分钟，你可以选择做你喜欢的游戏活动或者喜欢的事情（注意：不能是看电视或者玩手机，因为这些不是一种活动）。你和孩子设置好特定的时间后，到了时间你只需简单说："到了我们一起玩儿的特别时间了，你想做什么呢？"

3. 你在加入孩子的活动之前，先花几分钟放松随意地观看孩子在做什么。（注意：要在你情绪稳定的时候做这件事情，当你心烦或忙碌的时候不要做。）

4. 你在观看孩子玩耍之后，大声形容孩子正在做的事，表现出你的兴趣。你可以表现得兴奋，带着动作说话。对于年龄大一点的孩子，你也可以描述孩子的游戏，但是话要少一些。

特别提示：

你不要提问，也不要命令，因为孩子的特别时间是用来放松和享受你的陪伴的，不需要你教孩子怎么玩或者代替孩子玩。你只需要在孩子旁边欣赏他，嗯嗯啊啊就可以，千万不要一边陪孩子一边玩手机。

你可以时不时地给一句赞美、认可或者积极的反馈，一定要准确且诚实，比如"我喜欢我们像现在这样一起安静地玩""你看你做得真好"这样积极恰当的评论。

如果你不知道怎么说，就用以下的这些表达：

非语言表达

拥抱

拍拍头或肩膀

深情地抚摸孩子的头发

微笑

轻轻地亲吻

竖起大拇指

赞许地眨眨眼睛

言语表达

"我喜欢你这样做……"

"这样做……非常好。"

"你真是一个了不起的孩子，因为你……"

"你做……的这个方式真是了不起！"

"太棒了！"

"干得好！"

"真厉害！"

"宝贝，你真长大了，因为你……"

"你知道吗，6个月前你还不能做得像现在这样好，你是真长大了！"

"漂亮！"

"我会告诉爸爸/妈妈你表现得有多好！"

"这些都是你自己做的！继续努力！"

"我非常喜欢我们一起像这样。"

如果你的孩子开始胡闹，你只需要背过脸去，看一会儿别的地方。如果他继续做不好的行为，你就告诉他特别时间已经结束，然后离开房间。告诉孩子，当他表现得很好时，你再陪他。

当你设置了特别时间后，在第一周，你要尽量每天都进行，与孩子共度20分钟。第一周之后，每周至少进行3至4次。

如果你跟孩子相处得很不错，你会发现你的孩子非常喜欢你的陪伴。孩子甚至会请你留下多陪他一会儿。这个方案不是看你的孩子有多么大的变化或提高，一周后，看看你的行为得到了什么改变，把你的改变或收获写下来吧。

提示：

1. 你永远要立刻表现出你对孩子的认可。
2. 你要说明你喜欢孩子的具体是什么。
3. 不要表扬里带讽刺。

第二步，利用表扬来获得孩子的服从

在第一步中，你学会了在固定的特别时间里对孩子的积极行为给予正面关注。虽然你的孩子可能并没有比以前更听话，但至少你没有像以往那样看到孩子的不当行为就大呼小叫了。

回顾一下你与孩子的特别时间。你觉得在坚持"不指导、不纠正"原则的前提下，自己在给予孩子关注这项能力上有进步吗？孩子接收到你的关注了吗？

请核对一周以来你记下的孩子在特别时间里的行为：接近周末时，特别时间被中断的次数是不是比开始时少了？孩子对于你安排特别时间的动机是不是不那么怀疑了？如果是这样，就表明孩子注意到了你的关注并因此开始再次重视你的关注。

在特别时间之外有什么变化？孩子有没有开始找你？你得到的拥抱比怒目而视多一些？积极关注最直接的一个好处就是

重建信任和亲密关系。付出终有回报。

检验自己是否成功地完成第一步，最好的途径就是看看你自己的感觉。切记，现阶段，关键不是让孩子承认你对他的关注，重要的是你开始学会看到孩子积极的一面。一个明显的迹象是你越来越喜爱你的孩子了，你注意到了孩子值得欣赏的特质，了解了他新发生的事情，想有更多的时间跟孩子在一起。

下面是你在第二步中需要做的事：

1. 利用三个主要技巧努力增加孩子的服从度。第一，无论什么时候，当孩子服从你的任何要求时，你都要给予关注和表扬。第二，建立简短的"培训环节"，快速向孩子提出一系列特别简单温和的指令，让孩子习惯"服从是件很简单的事"。第三，学会给出更加有效的命令。

2. 当你需要完成一件事时，如果孩子能够忍住不去打扰你，你就要提供关注和表扬，以鼓励孩子减少对你的打扰。

3. 你要特别注意孩子在家附近和在亲戚家时的情况，这样可以让孩子在生活中的其他方面不受其叛逆行为的干扰。

在这一步你要学到的事情是，每次孩子完成你要求他做的事情，你都要悉心地关注他。每当你给孩子提出一条指令，无论是"去洗澡""做作业"，还是"别再看平板电脑了"，你都要跟孩子待在一起，观察他，不要走开去干你自己的事。如果孩子不服从你的指令，就像平常一样处理。如果孩子服从，你就马上表示认可，比如"我很高兴你按我说的做了""你看你做得多好啊……"。这样说是在用正面的关注，强化孩子的服从度。不要一次下好几个指令或者问不必要的问题，那会使孩子分散注意力。你提出的每个指令都一定要遵守这些指导原则。

注意孩子对哪些指令不能持续服从，挑出2~3个，不管他从什么时候开始遵守这些指令，你都要特地表扬他、关注他。当你发现孩子在你没有提出要求时就表现得很好，那除了表扬以外，你还要加上小奖励，比如，小玩具、他最喜欢的零食或者额外的特权。

眼光犀利些！抓住孩子的闪光点！请用以下七个步骤完善你的指令：

1. 保证你是认真的。

你需要做的是，对于给孩子提出的常规指令，在说出它之前克制住自己并考虑一下这个指令的重要性。如果你提出来，你愿意待在孩子旁边并贯彻执行这个指令吗？这是孩子必须做的吗？如果不是，就将这个任务推后或放弃吧。

2. 只要有可能，预先告知孩子。

比如："xxx，5分钟之后，你必须得收拾玩具，我会在5分钟后回来提醒你该收拾玩具了。"这样的告知，可以让孩子慢慢地结束他正在做的事，并为开始做新的事情做好心理准备。

3. 告知，不要提问。

简单、直接地告诉孩子你的要求，而不是说"请你……""……好吗？"。你的动机明明是要求孩子做事，却使用请求和商量的口吻，所以看上去孩子有拒绝的权利，而这实际上不符合你的初衷。这好像是你在请求他帮助一样，实际上是在自讨苦吃。

4. 保持简洁。

一次只提一个指令。等到你对孩子成功完成第一个命令提出表扬之后，再发出下一个指令。

5. 确保孩子听清你说的话。

走到孩子身边，亲自跟孩子说，确保你在说出指令时孩子在注意听。如果有必要，请温柔地把孩子的脸转向你。

6. 去除其他干扰物。

告诉孩子让他关掉电视、音乐、电子游戏，去除可能会大大占用孩子注意力的事情。

7. 确保孩子听懂了你的要求。

如果你觉得孩子没有听清或听懂你的意图，那么就让孩子复述你的指令，以确保孩子听懂了你的要求。

通过简单重复的方式训练孩子服从。在接下来的1~2周，每天找出2~3个孩子比较空闲的时间段，请他帮你个小忙。不要选择在孩子专注于好玩的游戏时进行，因为这个时候谁都讨厌被别人打断。在 3~5 分钟内提出 5~6 个连续指令，指令要非常简单而且容易执行，如"请把那本书递给我""你能帮我递一下桌上的铅笔吗""打开客厅的灯""把卫生间的门关一下""把那个窗帘拉上"等。每个指令的要求都应该非常简洁，孩子只需要付出最少的努力就能完成。每次孩子按要求做时都要表扬他。对于小的孩子可以奖励他喜欢的食品或饮料，对于大一些的孩子要给他足够的口头表扬。

　　记住：一次只给出一个指令。如果孩子没有服从其中一个，就跳过它，再提其他要求。这个时候不要对孩子不服从指令做出批评惩罚，而要发现并奖励孩子对指令的服从。当你可以非常自然地指出孩子为你做得很棒的小事情时，当孩子在服从训练期间服从了你的大部分或全部要求时，当你发现表扬孩子的服从很容易时，你就可以进行下一步了。

📖 第三步，教孩子不要打断你正在进行的活动

　　许多有行为问题的孩子的父母都会抱怨，当他们在读书或看电视、打电话、做饭或在餐桌上交谈的时候总是会被孩子干

扰。许多父母在被孩子干扰时给予了他们很多关注，但是当孩子自己玩耍、没有干扰到父母时，父母却几乎不关注他们。孩子坚持打断你的谈话或者干扰你的工作，是因为这样做可以获得你的关注。如果不去打扰你，他就不会被关注。也许你想认真地做饭而孩子却不断地烦你，因此你可能会责骂他或者冲他嚷嚷。或许你正在跟朋友电话聊天，而孩子喋喋不休地在你的一只耳朵旁大喊大叫，你只好中断通话。或者，你和另一半最终会因年幼的孩子不让你们在餐桌上聊彼此一天发生的事而发怒，并放弃聊天。

解决的办法就是在孩子没有来打扰你时给予他关注，并且在孩子想打岔时尽量忽略他。这个技巧需要进行练习，你需要在自己忙碌的时候给孩子一些事情去做，还要定期中断自己的事来表扬孩子没有打扰你。你要逐渐增加表扬孩子的时间间隔，这样你就慢慢获得了越来越长的时间做自己需要做的事情。

无论什么时候，当你想打一个时间长点的电话，开始做某项需要全心专注的工作，或者只是想要安静地休息一会儿时，都建议你找一个有意思的活动让孩子在你不想被打扰的时候去做，并请他不要来打扰你。

例如，你可以说："我现在要看书，希望你在客厅看电视，不要打扰我。"你给孩子的任务不应该是写作业或做家务，而应该是一些有意思的事情，如玩玩具、画画、看喜欢的电视节目等。过一会儿（大约 1 分钟），你要停下来，表扬孩子可以自己待着而没有来打扰你。你要再次提醒孩子待在那里做你给他布置的任务，不要来打扰你，然后回去继续看书。这一次，你可以等稍微长一点的时间后（比刚才的时间长一些）停下来，再次去看看孩子，表扬孩子没有打扰你。持续进行这个模式，增加表扬之间的时间间隔，直到你做完自己的事情。每次在表扬孩子前，都把这段时间稍微延长一些。当你教给孩子新东西时也可以使用该方法：开始时很频繁地关注和表扬孩子，然后渐渐降低表扬孩子的频率。

如果你感觉孩子就要离开他的活动过来打扰你时，赶快停止你正在进行的事务，到孩子那里，表扬他没有打扰你，然后重新告诉孩子要待在那里做他自己的事情。

一旦结束你所做的事情，你就去表扬孩子让你做完了事情而没有打断你。你甚至可以定期给孩子一个小小的特权或奖励，以表扬孩子可以让你不被打扰地做自己的事情。

在这一周中，你可以挑选 2~3 件容易被打扰孩子到的事情来练习这项技术，比如与朋友聊天、准备晚饭、打电话、阅读、看电视、在饭桌上聊天等。如果你选择打电话，就让别人一天给你打一次或两次电话。这样，以后有重要的电话打来时，你接电话就不会再受到那么多干扰了，因为你之前已经与孩子做过这样的练习了。

你可以增加表扬孩子的间隔时间，不只是在一个时间段内增加，还可以在一个星期的不同时间段之间延长表扬的时间间隔。这个阶段结束时，你给孩子的表扬应该比任务完成过程中给的阶段性表扬更多一些。除了口头表扬之外，你可以考虑给他个小奖励。

这个练习要持续到孩子可以独立活动10分钟左右的时候，这取决于孩子的进步程度。但是要记住，你的初心不是为了完成需要的任务，而是要对孩子施以关注并且表扬孩子不来打扰你。

当孩子不在你的视线范围内时，你需要不时地中断自己的活动去检查孩子的情况。当你发现孩子跟兄弟姐妹玩得很好时，表扬他跟别人玩得很好，这样就可以拉长他和其他人一起玩的时间。在亲戚朋友家玩时也是一样的处理方法。虽然一开始会感觉比较麻烦，但并不需要花很多时间。如果你不这样做，就会浪费大量时间来处理孩子可能出现的各种不良行为。所以要记住，对孩子的积极行为要经常给予正面关注。

📖 第四步，给予孩子更有效的指令

在干预有行为问题的孩子时，父母只需要改变他们对孩子下达命令或指令的方式，通常就会在提高孩子服从程度方面取得明显的效果。你在给孩子发出命令或指令时，一定要做到下面几点：

一定要说到做到

如果你不打算把你对孩子提出的要求执行到底就不要提了，如果提出了就一定要说到做到。例如看到孩子不遵守玩手机的时间约定，你说："以后我永远不给你手机玩了。"这种只是图一时之快的话不要总是挂在嘴边说。再比如，你要求孩子来餐桌吃饭，叫了几遍孩子都没有来。你索性一边抱怨一边把饭菜端到孩子身边，这只会让你以后说的话更加无法贯彻执行。

禁用问题式或请求式的说法

要用简单、直接、明确的陈述句。

不要说"为什么你现在还不去洗澡呢？""你为什么还在玩手机呢？""你怎么还不写作业呢？""该吃饭了，去洗手好吗？""把你的书包收拾一下，好吗？"。

你应该直接陈述,"宝贝,现在该去洗澡了""宝贝,收手机了""该写作业了""来,把你的书包收拾好"。

不要一次要求太多

大多数 ADHD 的孩子一次只能服从一个或两个指令,所以你一次只能下一个具体的指令。如果你想要让孩子完成的任务比较复杂,就要把任务分成多个小的步骤,一次只让孩子来完成一个步骤。

确保孩子在注意你

家长在给孩子提要求或指令的时候,一定要跟孩子有眼神的交流。可以轻轻地将孩子的脸转向你,确保他看到你并听你在说。

在给孩子下指令前要减少可能分散注意力的东西

不要在孩子看电视、听音乐、打游戏、打电话、玩电脑时下指令。因为当更有趣的事情在进行时,孩子是不会认真听你说的。所以在下指令前,一定要先切断这些干扰源,确保孩子在听你说。

让孩子重复你的指令

当你不确定孩子是否已经听到或理解你的指令时，要求孩子重复说一遍你的指令非常重要。让孩子重复指令能够使注意力持续时间较短的孩子更有可能将任务进行到底。

制作家务卡

这一点适合年龄稍大的孩子。如果你的孩子已经到了可以做家务又有足够的阅读能力的年龄，你会发现将每项任务做成家务卡会更加有效。你只需要正确且简单地列出做该项家务所需要的步骤即可。然后当你想让孩子做家务时，只需要将卡片给孩子并告诉他，这是你想要让他做的。这些卡片会大大减少有关孩子是否正确地完成了任务的争吵。

设定最后期限

准备一个计时器。你需要在卡片上标明做每项家务大概需要多长时间，然后设置计时器，以使得孩子可以明确地知道什么时候要完成。无论你是否使用家务卡，都要给孩子一个具体的最后期限。不要说"今天你要扔垃圾""中午之前打扫你的房间"。你需要在做任务的时候说："现在你该去扔垃圾了。你有10分钟的时间来完成这项工作。我将计时器定到10分钟。咱们来看看你能不能在此之前完成。"你需要在任务开始前 5~10 分钟提示孩子，再过 5 分钟或 10 分钟，你就会回来要求他开始做事。

在接下来的一周你要练习下达有效的指令，并且继续练习前面几个步骤的内容。当你能够用一种平和自然的口吻，而不是以请求或提问的口吻下达大部分任务要求或指令时，你就已经准备好进行下一个步骤了。你应该会注意到你的命令的形式变得非常简单。在进行下一个步骤前，你是否检查了孩子的日常家务？写明了时间限制的家务卡是否为他们提供了必要的帮助？另外，你现在是否对大部分任务设置了时间限制？给予明确命令，使任务命令相对简单，并设定时间限制，做到了这些，你就可以进行下一步了。

第五步，建立家庭代币制度

如果前面几步你已经做得很好了，那么你跟孩子的关系也一定得到了明显的改善。标准是：当你给孩子下指令时，孩子可以做到在大多数时候配合你；孩子在不受监督时可能仍然表现不好，但是在你的监督下能够按时完成日常事务和学校作业；

你越来越喜欢你的孩子了,你希望有更多的时间跟孩子待在一起。

积极关注、表扬,已经改善了你和孩子的关系。接下来,你有另一种激励办法,用不着不间断地监管就能让孩子配合,毕竟哪个家长也不希望自己像一个永远不会下班的哨兵一样整天盯着孩子。

你将学习如何通过使用有力的奖励,让孩子的行为更加得体。这里的奖励,不只是表扬和关注,还可以是有形的物品,比如玩具、糖果、电子产品,以及孩子珍视的额外特权。你应该知道物质激励有多强大。为了强化孩子在行为上表现出的明显进步,很多人都是一边给表扬,一边给孩子奖励小零食或者玩具。

把奖励的过程系统化,会是一种强有力的方法。当然,这需要你花费一段时间。开始时你也许会觉得有点麻烦,但当它变成一种习惯后,很快你就不觉得麻烦了,孩子也会很高兴地配合。你用几个月的时间去解决孩子有可能延续一生的问题,这个时间花得很值。

要知道奖励的效果有多好,看看你自己的经验就可以了。为了明天能穿上更合体的衣服,今天晚上只好放弃一块你最爱吃的巧克力蛋糕。为了能在年底拿到奖金,你有多少次放弃了准时下班？不听话的孩子也是一样。他们只是需要更频繁、更直接、更具体的奖励。这就是这一步要给孩子的，一种每天无数次赚取"分数"、换取奖励的方法，这样他们就能看到自己越来越接近他们想要的东西。

接下来，你要做的是建立一个代币积分系统。通过这个系统，你可以要求孩子做事，孩子完成之后会获得代币或积分，然后可以把代币或积分兑换成奖励或孩子重视的特权。整个计划应该以积极的态度进行，作为一件有趣的事情推进。

代币或积分方案的说明

如果你的孩子3岁或者更小，要让孩子听话，只需坚持给他直接、有形的奖励即可，比如一块小点心、小贴纸或小玩具，或者跟他一起玩一个简单的游戏。小年龄段的孩子没有办法理解用积分或代币表示奖励的概念。

对于4~7岁的孩子来说，为了鼓励他听话，你可以使用代币；对于8~12岁的孩子，你可以采用手写的积分系统。两种方式，无论哪种都能让这个系统简单易行。可以按照以下方法来操作。

准备一套代币（很多家里本来就有）或积分簿。如果你的孩子只有4岁或5岁，那么就用一种面值的代币就可以。如果孩子 6 岁或 7 岁，可以用不同面值的代币。

找一个安静的时间向孩子讲解这个系统。你拿出代币（或积分簿），用积极的口吻告诉孩子，你觉得对他在家的良好表现所给的奖励还不够，你要开始对他的好行为给予筹码奖励，让孩子赚取自己喜爱的奖励和特权。

1. 设立一个银行。

4~7 岁的孩子，可以用咖啡罐、鞋盒或其他容器来当"银行"，用来存储孩子赚的代币，然后你和孩子一起来设计和装饰它。

8~12 岁的孩子，准备一个 A4 纸大小的家庭积分记录本。像支票簿那样设置 5 列：日期、项目、存款、取款、余额。告知孩子只有你能在记录本上填写内容，孩子不可以填写。

2. 制作特权清单。

现在，你问孩子当他表现好时想要什么，列出孩子赚取代币后可以获得的特权，包括日常特权（看电视、用手机、打游戏、在户外玩、骑自行车等）和其他特权（外出看电影、买玩具、去游乐场等）。

要列出至少 10~15 条，其中 1/3 是短期特权（看电视、玩电子游戏、骑自行车等），1/3 是中期特权（超过睡觉时间不睡觉、观看特别的电视节目等），1/3 是长期特权（外出看电影、去游乐场、买特别的东西、获得钱等）。

3. 制作任务清单（作业或家务）。

任务可以是日常个人事务，可以是饭前摆餐具、饭后收拾餐桌、倒垃圾，或者是做作业、照顾宠物等。

任务还可以是可能会引起冲突的任务：起床、睡觉、洗漱、不与兄弟姐妹打架、写作业等。

4. 给每项任务确定价值。

对于4~6岁的孩子，大多数任务是1~3个代币；6~8岁的孩子，每种任务对应1~10个代币；8~12岁的孩子，每种任务对应5~25个。任务越难，完成需要的时间越久，挣到的代币或积分越多。

5. 给每项特权设定代价。

你要大概算出你的孩子在平常的一天中可以赚到多少个代币或积分。（这个一定要根据你的孩子的具体情况而定。）

建议：孩子每天获得的代币或积分的2/3要花费在日常特权上，余下的1/3存起来兑换长期特权。

6. 提醒孩子怎样获得代币或积分。

在你提出要求的第一时间去做并且完成任务时，获得代币或积分；态度特别好时，给予额外奖励；做了没列出来的好行为时，也给予奖励。

执行代币（积分）计划需注意的问题

· 这是个奖励计划，不是惩罚计划。
· 不要因为不好的行为而扣除代币或积分。
· 这一周里最重要的事情是，给孩子发代币或积分要特别慷慨。如果孩子不能轻易获得奖励就不能得到特权，那么计划很快就会失败，因为没有代币或积分等于没有奖励，孩子就没有动力表现得更好！
· 要确保父母双方一起使用这个计划。
· 要在孩子完成任务后立即给孩子代币或积分，不要等。
· 要反复说命令才执行时，不要给代币或积分。
· 一旦孩子挣到了代币或积分，他就有权利花掉。

有些时间，孩子是不能随便使用特权的，比如睡觉时间、使用手机时间等。家长要提前预测孩子可能选择某个特权的频次，并加以时间限制。比如周末中的一天或假期中可以适当使用特权，用代币或积分兑换晚睡 10~30 分钟、多使用手机 10~30 分钟。一定要有上限，不能无限兑换。

家庭代币积分系统是改善孩子行为最为有力的工具之一，它有助于父母更关注孩子的亲社会行为和与任务相关的行为。它传授给孩子的是：你获得你所为之付出的，世界上没有免费的午餐。这会让孩子感受到他们的努力是被认可的。

📖 第六步，用暂停隔离的方法惩罚不当的行为

前面讲了家庭代币系统是很好的工具，但它不是万能的。对于孩子偶尔出现的不良行为，你需要用另外一种方式帮助他们，这是最关键的部分。当孩子表现不好或者不遵守命令时使用该惩罚方法需要家长有非常高的技巧。这一步的目标是减少孩子的挑衅、拒绝服从或其他不当行为。

当一个叛逆的孩子得到奖励而发生改变时，父母都希望这种改变能够持续下去。然而事实上，很多时候这种改变不会持续三四周以上。你要做好心理准备，因为当孩子原来的问题又冒出来的时候，很容易把你和孩子拖回到原来的混乱关系里，你们努力重建的关系会瞬间破裂。

有的家长会问："如果是多动症造成了孩子不服从命令，惩罚的方法怎么可能会帮助到孩子呢？"多动症不会直接造成孩子拒绝或反抗你的要求。但是，如果你布置的任务枯燥、重复或繁琐，多动症的孩子就会有服从方面的问题，同时也会导致孩子在完成任务的时候更容易分心。但是，如果一开始就拒绝服从要求，这并不是多动症的行为症状，它属于违抗行为并且可以通过执行本方案而被大大减少。

为什么多动症孩子首先表现出违抗行为？部分原因是许多任务都很枯燥但又是必须完成的，做乏味无聊的事情对于多动症孩子而言是非常不开心的，他们渴望新奇、刺激和有乐趣。以往因为做事缺乏耐性而经常受到批评使他们变得抗拒；他们在害怕遭遇失败或被再次批评的情况下，渐渐变得畏缩不前。一些成年人的过度批评和负面反馈无意中造成了孩子的抗拒。本方案在惩罚前要先给予激励，就是先要跟孩子改善紧张的关系。很多时候，孩子的违抗行为是父母培养出来的，他们对孩子最初的情绪表现所作出的反应使孩子了解到，反抗、抵抗和消极是逃避任务的有效手段。有关社会合作、分享、利他主义和关注他人的研究表明，当人们想与其他人在未来再次交往时，这类行为就会得到发展。而多动症孩子缺乏对未来的感觉，他们较少关注他人，缺乏与他人合作的动机。多动症孩子是"活在当下"的，而合作是关于"未来"的。

家长回应孩子最初的抗拒行为的方式决定了孩子的行为态度在未来是否会变得过分和严重。所以，接下来介绍的方法将会明显减少多动症孩子违抗行为的发生。

前面你已经了解并开始使用家庭代币制度了，还记得在前面讲过的，这个制度一开始不要用于惩罚孩子，但是在使用大约 1~2 周之后，可以偶尔选择性地将它作为一种惩罚方式来用。

告诉孩子，不管什么时候，你在要求他做家务或听从指令时，如果他没有服从就会被罚款。如果你给出指令孩子没有回应或服从，你就可以对他说："如果我数到3你还没有按我说的做，你就会失去一个代币（或积分）。"数到3如果孩子还没有开始执行，你就从"银行"或积分簿上扣掉完成该任务所应支付的数额。如果这项任务不在任务单上，就选择一个与这个不当行为严重程度差不多的罚款额度。

从这一周开始，对于孩子任何的不当行为，你都可以使用罚款。但是要注意，不要数额过大或过于频繁地使用，否则你很快就会把孩子的银行账户清空了，那么也就起不到激励孩子好好表现的作用了。如果你发现自己对孩子的罚款过于频繁，这个方式渐渐无法吸引孩子和激励孩子的话，一定要暂停使用这一步的方法。过一段时间，当你重新使用这个方法时，一定不要再罚那么多了。

暂停是惩罚孩子更严重的不当行为的一种方式。它是在惩罚期内让孩子待在一个安静的、孤立的地方。在接下来的一周，只对一种或两种不当行为采取暂停的方式。你可以选择使用代币制度效果不好的那一类不当行为。

就像前面讲过的，你对孩子说过的话是认真的，如果你不打算检查孩子的任务是否完成，就不要下命令。在第一次向孩子下命令时，要用坚定、平实、友好的语气。不要跟孩子大喊大叫，也不要用商量或请求的语句。你可以在命令前加上"请"，但不要以请求或询问的方式说出来。

下命令后，你可以大声地数数，数到5。如果你发现孩子总是等到你最后数到5才开始服从命令，就改成默数。

如果孩子在5秒内并没有打算服从，你要直视他，提高音量，以坚定的态度对孩子说："如果你再不按我说的做，你就得坐到那把椅子上去！"（同时用手指着墙角的椅子。）给出这个警告之后，再数到5。如果孩子在5秒内还是没有执行，你就要紧抓住孩子的手腕或上臂，说："你没有按我说的做，所以现在必须进入暂停！"

你应该更大声且用更加坚定的语气去说，但不要愤怒。提升音量是为了引起孩子的注意，而不是让你情绪失控。然后将孩子带到暂停椅子上。孩子必须马上坐到椅子上，无论他做出什么承诺。如果孩子拒绝，你可以采用一些必要的、轻微的强制引导动作。例如，你可以紧抓孩子的上臂或肩膀，将孩子带到椅子处。如果需要，可以抓住孩子的裤腰后部或是衬衣领子的后面将孩子带到椅子上，这样可以避免他的身体受到伤害。此时孩子不能去卫生间，不能去喝水，也不能站着争论。孩子必须马上被带到暂停椅子上。

你要将孩子放在椅子上,严肃地说:"你就待在这儿,直到我让你起来!"你需要告诉孩子,只有他安静下来,你才会回到椅子这里来,但是只说一次即可。在这期间不要跟孩子争论,也不要让家里的其他人跟孩子说话。你可以回去做你的事情,但记得一定要观察孩子在椅子上做什么。孩子得一直坐在椅子上,直到满足以下三个条件才可以离开:

1. 无论什么年龄段的孩子都必须在椅子上待至少 1~2 分钟。做出轻度到中等的不当行为须暂停 1 分钟,严重的不当行为须暂停 2 分钟。

2. 即使惩罚结束,你也需要等到孩子安静下来才能让他离开。孩子第一次受到暂停的惩罚,可能需要几分钟到 1 小时,甚至更长的时间才能安静下来。指导孩子已经保持安静大约 30 秒,你才能到孩子那里去,即使这意味着孩子可能会因为争吵、发脾气、尖叫或哭喊而在椅子上待 1~2 个小时。

3. 当孩子已经安静了一段时间以后,他还必须同意去做父母要求他做的事情。如果父母让孩子做家务,孩子必须同意去做。如果是孩子暂时无法改正的行为,如骂人或撒谎,孩子要承诺下次不再这样做。如果孩子不同意,就让孩子继续坐在椅子上,直到你允许他离开。于是孩子继续待在椅子上接受又一次惩罚,然后安静下来,同意按父母要求的去做。直到孩子同意服从最初的命令，他才能离开椅子。如果孩子同意了，你就用平实的口吻说："我喜欢你照我说的做。"

接下来你就等孩子在之后做出适当的行为，然后表扬孩子。确保孩子受到的奖励与惩罚一样多，此举表明你并不是对孩子生气，而是对他所做的不当行为生气。

如果孩子没有经过你的允许就离开暂停椅该怎么办？

很多孩子在第一次受到暂停惩罚时，时间没有结束就会试图从椅子上逃离，以此来考验父母的权威。一般来说，两边臀部都离开了座位，就被认为是离开了椅子。当孩子坐在暂停椅上时，不需要面向墙壁。应该告诉孩子：摇晃椅子或翻倒椅子都被视为离开。如果座椅本身经常成为玩具，那么就在角落里放一块小地毯或小垫子作为实施暂停的位置。如果你住的房子有两层，也可以使用通向二楼的第一个楼梯作为暂停的位置。

孩子第一次离开椅子（垫子、楼梯）时，要将他放回去并大声且严厉地说："如果你再下来，我就要对你罚款了！"如果孩子再次离开，你就从孩子的"银行"账户里扣除一大笔代币或积分（大约是每日赚取数额的 1/5），然后再将孩子放回去，说："现在你就待在这儿，直到我说你可以站起来！"

此后，孩子每次擅自离开椅子都要对他罚款，即使是孩子因为一些其他不当行为被再次送到椅子上。如果孩子未经过允许就离开暂停椅,不需要再次警告,直接罚款。但是,如果孩子因为某事而被施以暂停的处罚时,不要因为多次未经允许就离开椅子而罚款两次以上。对于这种情况,你可以使用如下惩罚方法:暂停时,将孩子送到他的卧室。一定要将所有的玩具、游戏以及其他娱乐设施和可以玩的东西都拿走。如果不能把房间里所有吸引人的可以玩的东西都拿走,就一定要限制孩子的行动,只许他坐在床上。

椅子应该放在哪里?

椅子应带有靠背且放在远离墙的角落,这样孩子就无法踢到墙。周围不能有可以玩的东西,还要确保孩子无法从这里看到电视。你在做自己的事情时要确保同时能看到孩子。不要把浴室、卫生间或孩子的卧室作为首选。有时候孩子可以坐在角落的垫子上或通往二楼的楼梯的第一个台阶上。不要选用进入地下室的台阶,因为许多小孩子害怕地下室。

一般来说,孩子在第一次受到暂停惩罚时会变得非常惊讶和不安,部分原因是你用了他意想不到的方式和坚定的态度对待他。他会大发雷霆,大声喊叫或哭闹,有时候会持续很长时间,因为他感觉到感情受到了伤害。这个时候,你需要调动全部的内驱力抑制自己不要放弃。对于很多孩子来说,他们只会在第一次发脾气；一般来说，从暂停开始到他们安静下来并同意按父母要求去做大概需要 15~30 分钟，但也可能会是一两个小时。渐渐地，孩子将会开始服从你的第一次命令，或至少是在你警告对他施以暂停惩罚时服从你，因此使用暂停惩罚的频率最终会降低。但是这需要 1~2 周时间。有些孩子还会对你说"你太可怕了""再也不爱你了"，以此来从心理上伤害你，你一定要做好准备。在第一周要记住，你这样做不是在伤害孩子，而是在教会他更好地进行自我控制、尊重父母的权威并认识到遵守规则的必要性。

大多数父母的愤怒来源于需要长时间地重复被孩子忽视的命令。在使用暂停惩罚的方案时，很少有父母感到自己有不安的情绪，但是如果你发现自己变得烦躁不安，可以考虑一下是否有下面的原因：

第一，你在因孩子不听话而惩罚他之前是否重复了太多遍命令？你是否将生活中的其他问题带到了你与孩子的互动中？你是否持续抑郁或焦虑？这些问题会使你的反应更加激烈、敌对和易怒。

第二，在本周你需要在这个项目上投入很多精力，你需要补充能量，比如，安排一两次外出就餐；安排时间去运动；待孩子睡觉以后，你看一本好书；洗个热水澡，度过一段安静的时光。记得要尽可能多地做能让自己在压力之下感觉舒服的事情。

在使用暂停惩罚这个方案时还有几点提示：

1. 孩子不能离开暂停位置去卫生间、喝水、吃饭。不要在暂停结束后给孩子准备特殊的零食来弥补他错过的一餐，因为正是孩子坐在椅子上时错过的东西，才让暂停变得有效。

2. 如果你想针对孩子的睡前行为问题使用暂停的方法，那么你需要将处罚时间加倍，因为孩子在睡前所错过的事情不是那么重要。

3. 在未来的两周，不要在家庭以外使用这一惩罚方法。

4. 下周一定要继续进行前面各步骤的练习，特别是代币制度。

第七步，把暂停隔离用于其他问题行为

如果你在隔离和处罚代币的时候遇到麻烦，就需要找出哪里出了问题，这样才能让这些方法行之有效。如果你感觉进展顺利，接下来就可以开始利用暂停隔离的方法来帮你解决孩子

的一两个其他行为问题。

在使用暂停隔离的方法时，尽管会让大家不高兴，但非常有必要，因为重要的是孩子的行为得到了改善。怎样判断你在惩罚措施上做得不错？可以通过以下的标准来看一下。

第一，现在孩子每次犯错后在隔离椅上待的时间变少了。还记得你第一次使用暂停隔离惩罚时孩子在椅子上坐了多长时间吗？有些孩子可能得在椅子上待几个小时。如果方法真的有效，为了缩短这个时间，他们很快就会听话，毕竟在这里他们就不能做自己喜欢的事情。

第二，孩子开始接受暂停隔离的惩罚方法了，他坐在隔离椅上发脾气、抱怨和其他的毛病都变少了。很多孩子在接受暂停隔离惩罚时，会表现得特别生气。很多叛逆的儿童患有多动症，他们想得到什么就必须马上得到。如果被拿走喜欢的东西，他们会十分愤怒。如果孩子已经接受隔离惩罚，这表明你的立场是坚定的，态度是认真的，孩子知道只能服从规则。

第三，在暂停隔离的事情上，孩子越来越能按照你的要求去做了。以前你需要提醒孩子10次去写作业，现在，你每天只需要告诉孩子2次去写作业他就能去做了，而且坚持的时间越来越长。有些事情你第一次提出要求就能得到孩子的回应，甚至你不需要提出要求孩子就能做你想让他做的事情了。这都是你有效使用惩罚的标志。

第四，孩子能经常遵守家规。和谐的家庭氛围取决于每个人都遵守家规，无论是"不摔门""不骂人"还是"不在卧室吃零食"。相比以前，你的家可能更加安全舒适了。

第五，作为父母，你对自己更加有信心。你知道，你的要求被忽视、命令被拒绝、家庭变战场，自己会多沮丧。如果通过惩罚和表扬，孩子的行为开始全面改善，作为父母你也应该感到更加有胜任力了。

继续使用暂停和罚款。当你使用暂停后，如果作为目标的不当行为减少，那么这周再选择一类或两类不当行为作为目标。记住，目的不是过度惩罚。如果你对上一种不当行为使用暂停仍然较频繁（一周超过 2~3 次），那么就不要再对其他不当行为使用暂停。

当你在家使用至少 2~3 周暂停之后，如果发现作为目标的不当行为出现频率降低，你就可以进入下一个步骤了。你不需要在消除或减少孩子在家里的所有不当行为之后才进入下一个步骤。如果这种方法对孩子效果不好，孩子与你之间的冲突一如既往，甚至变得更加糟糕，那么你应该再次寻求专业人士的建议，或者求助于儿童行为管理方法方面的专家。

📖 第八步：在公共场合如何管理孩子

奖赏结合温和的惩罚让孩子的行为在家里得到合理的控制，不代表家长对多动症孩子的管理就成功了。你会发现孩子一离开家还会变回以前的那个样子。即使有些父母成功地使用了家庭代币系统（奖励）和暂停隔离（惩罚），但是一旦孩子进入公共场所，如商场、餐馆、亲戚朋友家等地方，就会出事。有很多不可控制的因素，什么事情都有可能会发生。那些地方不是自己家的控制范围，周围有人在"看着"。

很多家长都会说"等我们回家再说"。我们都不希望在公共场所教育孩子，那会让人觉得很丢人和没有面子。被人盯着在公共场所训斥、责骂或者打孩子是很尴尬的。幸运的是，你不需要借助这种高压政策来控制孩子。在家里你已经使用了比较有效的方法，接下来这一步就是要教你学会让这些方法在你外出的时候也好用，不管是在商场购物、餐厅用餐还是外出旅游的时候。

对于父母来说，在公众场所对孩子进行合理的管教，没有什么可尴尬或羞愧的，家长一定要克服这个障碍。当你运用合理的方式迅速及时地处理孩子的不当行为，孩子不去打扰周围的人时，你会发现别人不会用异样的眼神看你，而是会用敬佩的眼神看你，因为你的行为值得别人的敬佩。

积极主动或未雨绸缪，在很大程度上可以防止事情失控。这是因为大多数父母在大部分时间里都是被动的，他们等孩子出现了问题行为后才考虑如何去处理。在进入公共场合之前，出声思维可以在很大程度上提醒孩子，即使环境发生了变化，你也希望他就像在家一样行为良好。在马上要进入公共场所之前告诉孩子，你希望他怎样表现，那么孩子不可避免的小失误就不会迅速演变成灾难。制定计划、分享计划，然后执行计划。这样做，你可以大大减少更多问题发生的可能性。很多父母发现，通过提醒孩子离家在外时，无论行为好坏都要自负后果，可以防止孩子在公共场所发生不当行为。但是，这取决于孩子相信你会执行预设规矩的程度。如果孩子了解你在家说的话都是算数的，不用多长时间他就会明白你的话在别的地方也一样可靠。为了在公共场合阻止孩子的叛逆行为，家长需要事先向孩子说明规则和惩罚措施，然后间歇性地对他的良好行为进行表扬（或给予代币或积分）。

怎样让自己成为一个积极主动的家长呢？要预测孩子可能会出现不良行为的地方和时间，对孩子在这些场合里的行为提出切实可行的期望和要求：要遵守的规则，遵守或违反规则的后果，以及外出时能转移孩子注意力的活动。在进入任何公共场所之前先停下来，与孩子沟通这些规则、后果，有必要让孩子复述出来。记得要经常向孩子提出表扬和鼓励，有必要在不至于尴尬的情况下给予合理的惩罚。

你认为孩子经常会在哪里找麻烦？坐下来，用几分钟时间回顾一下，记下孩子会在什么时间、地点出现叛逆行为或破坏规则。你的孩子会在超市的饮料区发疯吗，还是在玩具店里要玩每一样玩具？他在餐厅里吃饭时表现得文明吗？你对以往发生的事情一定还记忆犹新吧，你知道你的孩子会在哪里出问题。你知道他在哪些时间段会表现得好一些。孩子和朋友或兄弟姐妹在一起时表现得怎么样？如果孩子和同伴在一起时容易急躁或易怒，你可以提前发现潜在的问题。

孩子在什么场合容易让你感觉到尴尬？有些父母不太在意孩子在公共场所中吵闹或过度活跃，但他们不能容忍孩子的粗鲁。他们可能也会在意孩子在亲戚朋友聚会时的表现令他们感到难堪。你在意的点是什么？不管是什么给你带来焦虑和尴尬，都会影响到你管理孩子时保持冷静的能力。这种情况下需要额外的预防措施，比如用额外的激励和娱乐活动鼓励孩子良好表现，或者在进入公共场所之前向孩子重复规则。家长在家取得的成功会自动迁移到其他场所。孩子知道你确实会按规定对他的不良行为施加后果，所以他一般从一开始就不敢放肆。如果他真的出了问题，只要你愿意迅速果断地采取行动，孩子行为的破坏性就应该比过去少得多。

在公共场所具体要怎么做？

第一，进入公共场所前，要向孩子说明规则。第一次带孩子外出时，不要直接进入。在进去之前要先停下来告诉孩子有什么规则。保证规则简单、直接，例如在商场就是要"在近处站着，不要用手摸，不能要求买东西"。对于大一点的孩子，规则要复杂一些，比如在餐厅吃饭时要"坐在座位上，不能跟弟弟打闹，用餐具吃饭，不能玩餐具"。在公共场合时，规则一定要具体、清晰、简洁，而不能含糊或概括。你要让孩子复述你的规则，确定他听清楚并且理解了。例如你带孩子去商场，在商场外面时需要问他一下，"我们有什么规矩？"如果孩子记不起来了，就重复一遍，再让孩子也复述一遍。

第二，对孩子的合作给予奖励。如果孩子能够遵守你制定的规则，最简单的奖励就是给他一定数量的代币或积分。在外出的过程中，可以间隔地发放，也可以在行程结束的时候再发放。如果是后者，中间一定要经常表扬孩子遵守规则。对于太小的孩子，可以带上一小包零食作为奖励物。

第三，提前说明不合作会受到的惩罚。很多家长会觉得在公共场所进行暂停隔离不合适。其实，暂停隔离没有什么不合适。你经常去的地方对你来说是熟悉的，你可以找到一个角落，在那里执行隔离。没有人愿意对陌生人表现更多的关注。让孩子待在一个安静无聊的地方，比你对他大声叫喊或把他拖走更容易被大多数人认同，因为你阻止了孩子在公众场合对别人造成影响。

第四，给孩子安排一些事情做。几乎所有的孩子都喜欢帮助父母做事，愿意完成有意义的任务。在外出途中让孩子完成一些任务，对孩子和大人来说都是特别有趣的事情。对于年龄大一些的孩子，可以在去超市的路上问问他能帮什么忙。你可以提一些想法，比如帮你在货架上找东西、检查购物清单、提一个购物篮，或者把东西从购物车里拿出来，这些都是孩子在超市可以做的事情。在餐厅等餐的时候，你可以考虑请孩子帮忙，让他跟弟弟妹妹玩游戏。总之，父母有计划地给孩子安排一些活动可以减少孩子做破坏性行为。

叛逆的孩子往往很难适应必要的过渡时间，比如从玩耍时间到睡觉时间，或者从做喜欢的事到不喜欢的事。你可以拿一张纸，记下孩子经常会遇到困难的所有重要的过渡环节，比如从玩耍时间到作业时间，从看电视时间到洗澡时间，从户外时间到晚饭时间，还包括有亲戚朋友来家里、开生日派对等。

因为在这些时间里，叛逆的孩子会过度兴奋，从而出现情绪失控、打破规则的情况。以上这些时间都需要家长提前思考、制定规则，并提前提醒孩子规则的存在和内容，让孩子重复规则，并认真执行规则。

第三部分　家校合作共育

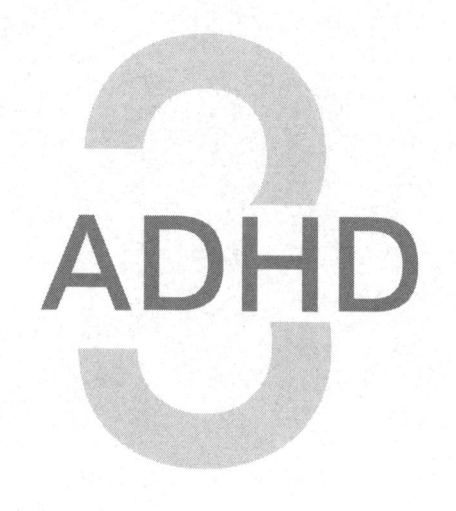

ADHD

第六章　加强学校和家庭的联系

许多研究表明，大多数多动症儿童在学校的表现比同龄儿童在校的表现要差得多。很多家长了解孩子的行为问题，也是通过孩子的老师。老师是孩子在学校获得成功的重要因素，学校是否是重点学校、学校的硬件设施是否齐全都是外在的因素。孩子的老师有管理和教育多动症儿童的经验、能够理解孩子的各种表现、愿意付出额外的努力和家长配合一起帮助孩子，是孩子成功的重要保证。

📖 学校老师有多么重要

孩子入学后，跟老师沟通，取得老师的协助，和家长一起共同帮助孩子，是作为多动症儿童父母的首要任务。

研究发现，多动症儿童与普通儿童在学校功能领域有4个主要的不同点：学业参与程度更低，社交技能更差，学习动机以及在学校表现良好的动机更低，学习技巧更差。这些问题直接与孩子在学校遇到的困难的程度相关。

老师会频繁地对多动症孩子在学校的表现作出相应的反应，老师的这些反应会越来越带有控制性和命令性的特征。随着时间的推移，多动症儿童的挫败感可能会导致他们在和老师的互动中越来越带着敌意。这样会使多动症儿童本来就差的学习成绩和社交技能"雪上加霜"，他们学习的动力会更低，自信心会更弱。相反，积极的师生关系可以提高孩子的学业和社会适应能力，这不仅仅在短期内会产生影响，甚至会对孩子产生长期的影响。在童年时期被诊断为多动症的成年人表示，老师关心的态度、特别的关照和引导会成为帮助他们克服童年问题的"转折点"。

无论孩子上什么学校，是公立还是私立，是重点还是一般，班级是大还是小，老师是排第一位且最重要的。老师有管理和教育儿童多动症的经验，能够理解多动症孩子，是孩子学业成功的重要因素。研究表明，老师身上具有以下要素或特点会对多动症儿童在学校的良好表现产生重要影响。要素包括：教师的耐心，对多动症的了解程度，在班级中对多动症进行有效管理的教学技巧，在多动症儿童的治疗过程中与跨专业团队之间的合作，以及对多动症儿童特殊需要的积极态度。

下面是一个 15 岁孩子的故事，这个故事反映了老师能够给多动症儿童带来什么样的改变。

我总是在想为什么我在幼儿园里从不和大家一起做小组游戏。老师让我在角落里自己玩玩具。因为被单独挑出来，我没有很多朋友。我是不同的，但我知道我和大家的不同之处在哪里。在一年级期中时，老师把我妈妈叫到学校来谈话。她告诉我妈妈，她总是要对我说："阳阳坐好。你还要再去卫生间吗？"那天晚上，老师给我妈妈上了一课。她告诉妈妈说我有注意缺陷多动障碍，建议妈妈带我去看医生，让医生给我做一些测试。妈妈带我去看了医生。在做了一些测试后，医生给我开了药。2 周后，老师说我完成了家庭作业，得到了好的分数。尽管我和妈妈都认为我们赢得了这场战役，但是我们不知道未来还有什么"艰难险阻"在等着我们。

二年级过去了，我在学校的表现还不错。老师经常给我写报告卡，内容如"阳阳这 6 周在学校学习努力，鼓励他在家里阅读"。我讨厌阅读，因为要我理解所阅读的东西非常困难。我喜欢在外面玩，在操场跑，骑自行车。

时光流逝，到了三年级以后，事情变得糟糕了，我感到我没有一件事情做得对。我想尝试好好做。老师在我的卷子上写着"需要专注于答案""需要交作业""需要听从老师的要求"。我真的认为老师不喜欢我。她总是很严厉,似乎从来都不笑,总是盯着我。

四年级的时候,我感觉我的世界都要崩塌了!在开学前,妈妈带我去看医生,我们之前每年都去。医生开的药和前一年的一样。

四年级开学后的最初一个月,我还是做得不好,但是医生说也许是因为换了新的老师,我还不适应。妈妈对老师说,医生正在考虑加大我的药物剂量。我总是不预习,缓慢地拿出书,总是需要再次去书包里拿东西,因为我总是忘记拿东西。

老师希望我可以更加集中注意力,因此有一天他把我的桌子放到教室的角落,与班里其他孩子分开。几天过去了,我仍然不能按时完成作业,但是我试着将作业做正确。老师并不在意这些,老师在我的桌子旁边放了一个大的盒子,挡住我,让我看不到班上其他的人。我可以听到班里的其他人在嘲笑我,这让我很受伤,我感到羞愧,并且对老师的行为很气愤。我不能告诉妈妈,因为这可能造成麻烦。我讨厌学校,不喜欢老师,而且我开始讨厌自己。想象一下,一个9岁的孩子在每天经历这些之后,第二天该如何去面对?一周过去了,我在纸盒上抠了一个洞,想看看是谁在嘲笑我,这引起了其他孩子的大笑。老师更生气了，我成了班里的小丑。当妈妈了解到了这些情况，她非常生气。她对老师的做法非常愤怒，也非常气愤地找到了校长。

妈妈给医生打电话，请求帮助。我记得妈妈在电话里哭了起来，这让我很害怕。我以为我有麻烦了，但是妈妈却把我放到她的大腿上，抱着我说："宝贝，你对我很特别，妈妈爱你，咱们要一起经历这些。"这让我感觉很好，因为妈妈总能处理好一切事情。

第二天妈妈告诉我，我要去新的学校了，这个学校离妈妈的工作单位很近。那天，妈妈告诉我，他们对我做的事情是错误的，他们应该感到羞愧。她说，在这个世界上有许许多多聪明又成功的人，但是他们一点也不开心。她还说："无论发生什么，你要相信你自己，你都可以克服，重要的事情是要过得快乐。成绩很重要，但是自我价值也很重要。"

新学校的氛围很积极，我的成绩也上去了。医生降低了我吃药的剂量。

五年级来了，我的感觉非常棒。我有最好的老师，她经常面带微笑，灵活又有条理和计划。我记得有一天，她让我去书架拿一本书。我到了书架那里，发现了一本我认为最精彩的书——《王者之风》，这是一个关于马的故事。我把老师让我拿的那本书藏了起来，告诉老师我找不到，但是找到了这本关于马的书，我真的非常喜欢马。其实，一直以来，老师都知道这些书都在书架上。她认为如果《王者之风》更加吸引我，那么它就更值得一读。在读完《王者之风》这本书后，我写了一篇关于这个故事的读书体会。她给我的体会写了一些评语，并贴在了班里，这让我感觉到非常骄傲。从此我的生活又步入了正轨，我的父母也为我感到骄傲。

六年级了，我做得相当不错。我需要换课程了。这需要更好的组织能力，对我有些难。我用带颜色的文件夹来标注课程以及课程的时间地点。

在七年级时我遇到了一些小的困难，但我还是做到了。这里有更多的学生，我在混乱中有点迷失了。

到了八年级，每天都是一场斗争。我感受到更多来自同龄人的压力。我经历了很多改变，以及青春期。我发现自己经常爱做白日梦。那年我经常担心我的作业任务没有完成，我需要更加努力。我一个人的时候，还会哭。我会自动将自己隔离起来，我对学校里的每一件事情几乎都是消极的。

那年暑假，我和爷爷度过了很长一段时间，他教会了我很多东西。在实践中学习，这样的方式学习非常有趣。这个夏天，家里人花了很长时间为我进入高中做准备。

高中对于我来说是好大的一步，我长大了！我会期待更多的事情。我想要适应，不想当一个不良少年，也不想成为一个笨蛋。

父母警告我不要学习坏孩子，告诉我高中对未来很重要。好大的压力呀！

第一天上学时，我真的很紧张，但是好在大家都是新生。最开始的6周过去了，所有的老师都没有意识到我有多动症！一切都在我的掌握之中。

那年有一次妈妈去参加家长会时，有一个老师说："我完全没有看出阳阳有多动症。"妈妈当时很惊讶。老师说："他着装得体，尊敬老师，不是一个自作聪明的人，他没有遇到麻烦。"妈妈没有说话。我们回到车里后，她说："宝贝，那个老师不了解多动症，任何人都有可能得这个病。有多动症并不丢人，至少我们知道应该如何去应对。记住，你要变得强大，而不是放大自己的软弱。你要忽略老师的评语，她在这个问题上还有很多需要学习的内容。"

为了让别人看到我的强大，我表现得很强硬，甚至开始说谎话，但是每个人都知道那是谎言。这让事情变得更糟了。在高中，我需要每天跟很多人在一起，会遇到许多老师。有些老师很少真正在乎学生。但是我就遇到了这样一个好老师，她对我很上心，试着更好地了解我。当我需要有人站在我这边时，她总会支持我。

有一次，老师让大家写一个有关于虚幻世界的故事。老师问我的想法。我觉得我现在15岁了，需要和真实世界打交道。我回答："我生活在一个真实的世界。"做梦确实很美好，但作为一个患有多动症的学生，我需要用尽全力才能实现我为自己设定的目标。

在我的学业生涯中，我经历了太多的事情。我的妈妈说我很善良，因为我很关心那些有需要的人。我觉得，不能只通过考试来衡量一个人的智慧。我认为自己在学校做得已经比以前好很多了。学校的心理老师已经成为我的一个重要的帮手。当我有什么问题，或者有其他的老师不理解我时，我通常都会找心理老师聊聊天。我愿意跟理解我的人聊天。

我从真正关心我的那些人那里获得了力量。我相信，无论发生了什么，我都可以克服。

为孩子选择学校

有些父母在为孩子选择学校时，会注重学校是不是重点学校，环境和教学设备好不好，有多少高级教师，升学率怎么样。这些对于孩子来说其实都不重要。对于一个多动症的孩子，重要的是学校和老师对有行为问题孩子的接纳程度，有没有管理这些孩子的教学体制和经验。在选择学校时可以通过以下一些方法来考察学校：

1. 学校是否有心理辅导机构，是否配备了专业专职的心理辅导老师？2012年教育部的《中小学心理健康教育指导纲要（2012年修订）》要求在中小学配备心理辅导老师，开展心理健康教育。2021年《教育部办公厅关于加强学生心理健康管理工作的通知》中也明确要求每所中小学至少配备1名专职心理健康教育教师。这足以说明在学校开展心理健康教育与辅导工作的重要性。这对于多动症的儿童能够更好地适应学校生活更为重要。

2. 班级的规模应该尽可能小。目前我国大城市、重点学校的班级人数仍然较高。尽量不要把孩子送到班级人数太多的学校和班级，因为老师没有精力来照顾和管理你的多动症孩子。

3. 学校是否有行为矫治的理念？教师（包括任课教师）是否接受过多动症、学习障碍或行为问题方面的培训，是否有在课堂管理儿童行为问题的经验？心理辅导老师是否定期针对困难较多的儿童进行团体或个体心理辅导？

4. 学校对多动症儿童使用药物治疗持什么态度？能否协助家长观察药物疗效？

5. 学校是否鼓励家庭与学校之间的互动交流？学校是否欢迎父母定期来学校了解孩子的情况？学校是否重视家长的参与？老师能否完成家校联系卡？老师是否愿意为孩子花费时间和精力？

6. 在你孩子的班上有多少个有行为、学习或情绪问题的孩子？一般在一个普通的班里老师只能应付 2~3 名这样的孩子。如果一个班里多于 3 个有问题的孩子，最好换一个班。

和老师沟通

有的父母不愿意告诉老师孩子有行为问题，担心老师会歧视、同学会嘲笑。其实，即便家长不告诉老师，孩子的症状是摆在那里的，他违反纪律、学习成绩不佳会给老师带来麻烦，同样会受到老师的另眼看待，甚至会伤害孩子的自尊心。与其这样，还不如尽早坦然面对。

有些家长抱怨老师对孩子批评、惩罚过多，结果造成老师和家长之间关系紧张。家长首先要审视一下自己与老师的协作态度，注意是否存在敌对情绪。敌对情绪通常会破坏干预措施的实施，给孩子带来伤害。调整和老师的关系可以从以下几个方面入手：

1. 尊重老师的劳动。首先要谅解老师，想想他担负着这么多孩子的教育教学任务，负载着这么多家长的期望，还有来自学校考评的压力、社会竞争的压力，而自己的孩子由于行为问题需要老师格外关照，的确是给老师增添了麻烦。有的老师反映"他今天不来上学，我就轻松了一大半"。做父母的带一个多动症的孩子都要做出巨大付出，何况老师？所以尊重老师的劳动，不因为老师对孩子过分的批评而伤心、愤怒，积极地去沟通才是上策。

2. 帮助老师了解多动症。正如帮助孩子的第一步是你自己得先学习一样，你希望老师帮助孩子，就需要老师了解多动症。在与老师的交谈中你应该能够判断班主任老师是否了解多动症。如果不太了解，你可以给他提供信息，例如简短的阅读材料、书籍等。比如本书，就是教师家长的指导用书。我在多动症儿童家校综合干预研究中也会指导教师学习了解多动症相关知识和文献，本书的第一部分内容也是教师需要学习的内容。

3. 给老师提供适当的建议。家长在和老师沟通时，可以针对孩子在学校的表现，结合孩子的特点和自己管理孩子的经验，提出一些方法和建议，但切忌用指导、教训的口吻和老师交谈。

4. 积极控制孩子的行为。研究表明，将行为治疗和药物治疗综合运用，要比只用其中一种方法效果好。如果孩子在学校的问题比较严重，已经影响到课堂纪律和老师的教学，应该考虑使用药物治疗积极控制症状，这是减轻老师负担、与老师合作帮助孩子的重要举措。

5. 支持和赞扬老师。当你为孩子找到了一位或多位有责任心的老师，你要支持和赞扬老师，尽可能地协助老师，坦诚接受老师的帮助和建议。你不仅要向老师，而且要向校长转达你对老师的赞许和赏识。这样可以大大增进你与老师之间的关系，增加他们针对孩子的特殊需求来调整课堂教学的积极性。对老师的积极关注可以与老师建立更稳固的关系，得到老师对孩子的更多关注。

总之，父母、老师和医生、心理专家之间的紧密合作是非常重要的事情，其中父母起到的是枢纽的作用。

多动症儿童什么时候入学

多动症儿童经常表现出与他们年龄不符的特征，他们显得没有同龄人成熟，因此很多老师会建议这样的孩子推迟入学。是否需要推迟入学时间需要根据儿童以下的情况综合考虑。

1. 智力和学习情况。在入学前，要对儿童的认知能力做个测评，可以采用韦氏儿童智力量表测定儿童智力水平，一般认知智商 90~110 是正常范围。如果孩子智商较高，在幼儿园和学前班能够学会老师教的内容，建议可以入学，可以通过改善多动症症状帮孩子适应学校生活。如果孩子智商偏低，在幼儿园和学前班不能像其他孩子一样接受教育，最好复读一年学前班，同时进行行为治疗，培养孩子遵守规则，打好学习基础，这有利于入学后学习成绩的稳定。如果不顾孩子的接受能力，盲目把孩子推给学校，会让孩子的成绩在班上长期处于中下水平，进而损伤孩子的学习积极性，后患无穷。

2. 年龄和身体发育情况。如果孩子比同班同学年龄大，或身高高于同班同学，父母就会考虑推迟一年入学引起的一些问题，例如受到同学的嘲笑等。这时可能让孩子入学为好，可以通过药物治疗提高孩子的注意力和自控力。如果孩子年龄小，身体长得矮小、瘦弱，父母和医生会考虑到入学后药物治疗对生长发育的影响，可以让孩子推迟一年上学。毕竟孩子处于发育阶段，一年后自我控制能力会有所提高。

第七章　多动症孩子的学校教育管理

学校是除家庭以外儿童主要的生活学习场所，要想让多动症儿童获得学业的成功，加强学校的教育管理至关重要。

多动症儿童学校管理的一般原则

对于多动症儿童，无论是否采用药物治疗，以下的教育原则都有助于他们的健康成长。

1. 坚持正面教育，以奖赏和鼓励为主。批评惩罚要讲究方式方法，否则学校会成为孩子讨厌的地方。奖罚必须及时，必须有系统、有组织、有计划。在运用惩罚手段之前，必须先跟学生建立良好的师生关系。教师首先应该在一段时间里只运用奖励，然后每次的惩罚就是取消一些奖励物。如果惩罚措施无效，首先要考虑奖励是否有足够的吸引力。多动症儿童对奖励和批评不如其他儿童敏感，所以对多动症儿童，要适当加大奖励的力度。代币奖励在学生的整个学习阶段都长期有效。多动症儿童很容易对某些特定的奖励厌倦，所以要不断地变换形式。

2. 规章和要求必须简明扼要，并尽可能以图片、墙报等形式展现出来，以达到提醒学生的目的。

3. 在进行新的活动或任务之前，要提前让多动症儿童了解其将要参加的活动。为了确保学生明白即将面临的任务，要在活动前重申纪律和要求，必要时让学生进行复述。

4. 多动症儿童家庭管理中的一些原则在学校同样适用，如：教师要保持冷静客观，教育学生时不要掺杂个人情绪；保持教育的连续性；对多动症儿童的要求要适当，不能提出与其他儿童同样的要求。

教室及课程设置建议

学校与教室环境、教室规则以及课堂作业等各种因素的调整都是帮助多动症孩子的重要措施。

1. 合理布置教室环境。教室的座位安排很重要。建议把多动症学生的座位安排得靠近讲台一些，这样既可以减少其他同学对多动症孩子破坏性行为的关注，还便于老师监督，以及老师迅速方便地给予奖励或惩罚，有效增加其在课堂上的适宜行为。

2. 学习任务要与学生的能力相匹配。对于多动症儿童来说，通过不断增加刺激（如颜色、形状、质地）来提高学习任务的新颖程度，可以减少多动症儿童的破坏性行为，提高其注意力，有助其全面提升成绩。

3. 保持多动症儿童的学习兴趣和动机。教师应该基于多动症儿童的特点来设计上课的方式和作业的形式。例如，在一些趣味性不强或被动性的任务中间穿插一些有吸引力或动手操作的任务来充分吸引他们的注意力。也就是说，给多动症儿童一些能够活动的事情去做，站立来回答问题、上讲台演示这样的形式就比单纯听课更能调动他们的积极性。

4. 学习任务与学生的注意力相适应。学习任务应该简单明了，作业量应该比同龄儿童少30%，完成作业的时间应该适当缩短，对作业做得是否正确应及时给予反馈。

5. 以任务为中心。小组学习时，采用以任务为中心的方式，保持内容简洁并允许学生积极参与，可以提高学生的注意力。老师上课时活泼、热心、富有感情比沉闷讲述枯燥内容更容易吸引学生。

6. 课堂授课与短时间的活动相结合。老师可以尝试在一段学习中间穿插一个小游戏，让学生站立起来做一些肢体动作，这样可以减少多动症儿童长时间学习的疲乏和单调。当看到多动症孩子坐不住时，让他站起来朗读一段课文，可以使多动症儿童恢复注意力。

7. 安排班级日常事务。在教室的墙上张贴反馈图标，展示每个学生在遵守规则、行为习惯、学习等各方面的表现，这样可以直观地提醒和督促多动症儿童。

多动症儿童的课堂行为管理

正性强化和负性强化是多动症儿童行为管理的最好策略，不仅适用于家庭教育，对于课堂行为管理也十分有效。

正性强化的运用

1. 教师的积极关注。表扬或者其他形式的积极关注，如对学生微笑、点头、摸摸头或是拍拍肩膀是最基本的关注方法。这些方法虽然不能解决多动症儿童在学校的所有问题，但能够使学生感受到老师的接纳，对大多数学生都很有效。教师要把握好什么时候应该表扬和怎样表达赞扬，表扬必须及时，且要注意策略，讲究语言的分寸。老师对学生要观察入微，这样可以更多地发现学生的闪光点并给予适度的正性强化。对多动症学生的认真监管不可避免地会影响对其他学生的关注以及整个课堂的教学进程，有些老师觉得这些学生因行为不当而比其他表现好的学生得到更多的关注是不公平的，甚至怀疑这些学生是否值得特别地关注和管教。一定要认识到多动症是一种障碍，而不是简单的顽劣懒散，帮助一个这样的学生是教师的责任所在。

2. 切实的奖励和代币法。为了使奖励更有吸引力，可以给学生设置某些"特权"，例如做老师的助手，帮老师拿东西，或者做一些其他同学喜欢、羡慕的事。要准备多种可供选择的形式，避免他们产生厌倦。频繁的奖励对多动症孩子很重要，有些奖励每天可以使用多次。运用代币法进行奖励也很有效（具体操作参考第五章），学生很看重学校的奖励。如果学校的奖励不能及时兑现，那么和家庭奖励系统联合起来则很有必要。看动画片、玩游戏是孩子们喜欢且很有吸引力的奖励，可以在家长控制下使用。

使用代币法，奖励标准的选择很关键。对一般学生，需要他们有突出的表现才给予奖励，但对于多动症的学生，他们取得小成绩也需要给予肯定。学生在长期的失败阴影笼罩下哪怕完成一点点任务，在整日的喧闹中哪怕能保持片刻的安静，都要给予鼓励。

代币法在帮助提高多动症学生的学习效率和作业的正确率时也可以应用。学生每次能够正确回答问题就可以赚取代币，然后用所获得的代币兑换他想要的奖品，如学习用具、自由活动时间或其他特权。这样可以明显提高多动症学生的学习效率。

代币法还可以在集体教育中运用，集体中的所有成员都可以因其中某些个体的表现而获得奖励或惩罚。可以通过班会的形式设定奖罚目标，根据多动症学生的表现对班级全体成员给予加分奖励，这可以激励全体同学一起来帮助多动症学生，督促他遵守纪律、完成任务。当一些人因多动症学生破坏课堂纪律、恶作剧的行为发笑或者模仿其不当行为时，可以对整个集体扣分。另一种形式是将班级分为几个小组，每个小组视其表现而进行加分或减分，得分最多的小组可以获得某些特权。这些形式的优点是没有把多动症学生孤立起来，但必须避免多动症学生因其表现不好导致整个小组受罚而遭到同伴责备的情况发生。

负性强化的运用

1. 忽视。忽视常用于对多动症儿童轻微的行为不当的初步处置。忽视并不是简单坐视不管，而是教师在发现学生有不当行为时注意力的有意撤回。忽视与表扬结合起来效果更好，例如表扬坐得端正的学生而把目光从做小动作的多动症学生那里撤回。如果忽视不足以让多动症儿童停下其不当行为，就有必要进行进一步的"处罚"了。忽视不适用于攻击性和破坏性的行为。

2. 警告。警告是课堂上最常用的负性刺激，它的使用效果差异很大。冷静的、以其他惩戒为支撑的、说话算数的、具体而及时的警告对多动症儿童是有效的，而含糊不清的、反反复复的、延迟的、情绪化的、不以其他惩罚为支撑的"狼来了"式的警告是毫无意义的。警告有时可以用目光接触来表达，将多动症学生的座位安排得靠近讲台，发现他在做小动作时就严厉地看他一眼以示提醒，效果会比较好。老师一开始就连续一致地运用强有力的警告比使用力度逐渐升级的警告效果更好。

3. 惩罚。惩罚包括因不良表现而剥夺奖励、扣分或者罚代币，适用于各种情境、各种行为问题。这比单独运用批评警告更有效，也能增强奖励方案的作用。惩罚手段的应用有时可能导致某些负面的效应，为了减少负面效应，应尽量多使用鼓励。

4. 暂时隔离。暂时隔离只在奖励方案不起作用的时候运用，常用于那些特别具有攻击性和破坏性的多动症儿童。暂时隔离可以采取社会隔离，即把学生置于一个安静的房间或区域，让其独处一段时间。现在一般只是让学生离开奖励活动的场所而不是离开教室。大多数的暂时隔离方案都要求学生在暂时隔离期间按照规定的要求去做，比如保持一段时间的安静和合作。如果不能遵守隔离期间的有关规则，原来定好的隔离时间就要因每一次的违纪而延长。不能遵守暂时隔离规则也可以进行惩罚，比如取消其喜欢的活动和特权或者扣代币。如果学生不能在规定时间完成隔离惩罚，也可以考虑让其留校。

5. 暂时停学。暂时停学（一般是1~3天）用于对特别严重的行为问题的惩罚，需要慎用。因为很多学生可能觉得待在家里比去学校更为轻松自在。如果学生的父母不具备必要的管理技能，暂时停学是不可取的。

怎样降低惩罚的负面影响

尽管惩罚对转化多动症儿童有效，但如果运用不当就会产生消极作用，如行为问题升级、讨厌老师甚至厌学。以下是减少负面影响的几点建议：

1. 尽可能少用惩罚。过于严厉的惩罚会使学生对课堂产生不满、厌烦情绪，甚至对抗逆反。如果教师错误地使用攻击性的惩戒手段，教师的惩戒就成了学生攻击挑衅行为的榜样。

2. 运用奖惩要及时。如果学生时而表现好时而出现不当行为，可能与奖惩不及时有关。一旦学生有好的表现，要立即进行鼓励和奖赏。如果学生出现严重违纪行为，要立即惩罚。这有助于学生了解行为规范，巩固正确的行为，减少问题行为的发生。

3. 取消奖赏、剥夺权利的处罚比直接运用厌恶刺激的处罚（如孤立或隔离）更好。切记，在学校中一定要禁止体罚。

巩固效果、促进积极迁移

通过教育训练，学生取得了进步，习得了良好的行为模式。但是在使用奖罚方案的课堂上取得的进步不一定能迁移到其他课堂和课间休息时间，这是老师和家长都很头疼的问题。

最容易的办法当然是全天候地运用奖罚方案，但这无疑会受到实际条件的制约，比如在课间休息时就不易开展。采用逐步减少反馈的频率（如逐渐地把每天的奖励改为每周一次的奖励），逐渐以代币奖励替代物质的奖励，有助于效果的保持。研究发现，突然性地撤销惩罚项目，会导致学生课堂表现明显退步，而如果逐步地撤离，则效果可以保持。

经常变换这些奖罚方案运用的时间和地点对于最终撤销这些方案特别有效。学生无法确定何时何地将要实施这些方案，那么最好的方法就是随时随地保持良好的表现。

发挥同伴的作用帮助多动症同学

一般来说多动症儿童的同伴对其破坏性行为的反应常常是负面的，同学们会觉得多动症同学的行为像马戏团的小丑一样好笑而表示轻蔑；他们也可能对多动症同学的霸道和挑衅行为施以报复，这些都不利于多动症儿童的行为矫正，甚至加剧其行为问题。设想一下，假如班上有一个肢体残疾的同学，老师号召全班同学帮助他。孩子们会非常热心地背他上厕所、帮他买饭、替他拿东西。对多动症的孩子也同样，班主任可以召开一个班会，让同学们理解多动症学生的行为并非故意，号召同学们要像帮助肢体残疾同学一样用爱心帮助多动症同学，不要歧视、疏远他们。老师要鼓励同学们伸出热情之手，用积极关注和帮助去促进其良好行为发展。告诉同学们"忽视"多动症儿童的不良行为，也是很有效的一种方法。可以开展"今天我为×××做了什么"的主题活动，同学们会想出很多办法来提醒多动症孩子，同时也可以因为自己乐于助人而得到老师的奖励。这样可以促使他们继续努力，也能确保整个治疗方案顺利实施。

请同学们做多动症儿童的"行为纠察官"也很有实际意义。它可以替代教师对学生进行全天候的观察，减轻老师的负担，也可以促进"纠察官们"自身的提高。然而由同伴来实施的教育方案成功的前提是这些同学有能力也有兴趣学习并且主动执行有关策略。教师需要对他们进行培训和督导，不能放任自流，不能让学生歧视和欺凌多动症孩子。

📖 家校联系方案

在家校联系方案中，教师将多动症儿童的表现通报家长，家长依据老师的评定给予或者取消家庭奖励，这种方法对于大多数多动症儿童是有效的。行为报告卡是一个简单好用的工具，卡上列出一个明细表，在左侧的竖栏中列出有关的行为项目，横栏中列出时间日程。教师对每节课儿童在各项行为上的表现进行评分并将分数填写在相应的空格中。有时行为表现或学习方面有特殊情况，可以采用书面描述的形式，表现得特别好时也可以加以描述。

下图是一张课堂行为报告卡，老师们也可以根据学生的不同问题设计家校联系方案，如改善学生的社交行为（分享行为、团结合作）、遵守规则（不离开座位、听从老师的安排）、学业（完成课堂作业、积极发言）、不良行为（攻击行为、破坏性行为、高声大叫）等。多动症儿童常常不注意老师留了哪些家庭作业，或完成了作业但第二天忘记带到学校，所有这些都可以是行为报告卡的奖罚内容。

课堂行为报告卡

学生姓名：　　　　　　　日期：

老师：

您好！

请您对学生今天以下各个方面的表现进行评分。评分标准是：5=优秀，4=好，3=中等，2=差，1=很差。请在每栏的下面签名。如有其他的建议请写在卡片的背面。

评价内容	课时						
	1	2	3	4	5	6	7
课堂参与积极性							
课堂作业							
遵守课堂纪律							
与同伴相处							
家庭作业							
老师签字							

家长可以根据需要印制一些卡片，学生每天带一张卡片到学校。家长要注意坚持每天早上孩子上学时给他卡片，放学回

家后要立即查阅卡片，首先和孩子分享他的成功，讨论他做得好的方面，然后冷静客观地分析他得到的负面评价及其原因。接着家长要求学生制定改正的方案，并在第二天早上学生上学时提醒他要记住。根据卡片上的评价情况给予代币奖励或者扣除代币。例如，根据行为报告卡，低年级学生获得一个优（5分）奖5个代币，一个良（4分）奖3个代币，一个中等（3分）奖1个代币，而获得一个差（2分）罚3个代币，一个很差（1分）罚5个代币。对于年龄较大的学生，奖罚力度要加大，对应5、4、3、2、1分，如可以分别予以25、15、5、-15、-25的奖罚。因为学生可以用其积累的代币从家庭积分系统中兑换其喜欢的活动或者特殊待遇，所以通过这种方式，几乎可以矫正儿童各个方面的行为。

实行这种方案应循序渐进，首先可以选择几种迫切需要孩子改变的行为，有了好转之后，再逐渐增加。每天对这种行为表现的评价务求全面而客观。具体和客观的评价记录更为有效（如每一种行为出现的频率，因每一种行为赢取或丢失的分数）。在评价的项目中至少要有一两项是目前学生能够做得很好的，这样学生在一开始就可以品尝到成功的喜悦。

学生一般整天都待在学校，为了成功纠正学生日常的问题行为，首先我们可以只选择一个学习日中的某段时间进行评价打分。学生取得进步后，评价可以逐渐延展到更长的时间、更多的项目。行为报告卡可能涉及多位教师在每堂课上的介入。有多位教师参与的时候，一张报告卡应该为所有的老师留有填写的空格，由学生交老师填写。

这一方案成功的关键在于能够清楚地、始终如一地把教师的报告转化为家庭的奖罚。家校联系方案的优势之一，是可以运用丰富多样的奖励措施，可以是表扬和积极关注，也可以是实实在在的奖品，既可以每天一次也可以以周为单元每周总结。家庭中可以运用的奖励形式和手段常常比学校丰富得多，而多动症儿童极为需要有吸引力的奖励。此外，家庭代币方案比课堂训练方案更能减轻老师的负担。所以，老师们大多乐意支持家庭代币方案。

尽管家庭代币方案很有效，但其有效性取决于教师对学生行为的准确评价，也取决于公平而连贯一致的家庭赏罚的运用。有些学生试图反抗这一训练计划而不把报告卡带回家，也有可能伪造老师的笔迹或者故意不让老师记录评价。为了防止此类情况发生，遗失了或者遗漏了的记录都应该评为"差"，并处以相应的罚分或剥夺特权等。

随着学生的进步，每天一次的报告卡可以逐步减少为每周一次、每月两次、每月一次等，最后逐步取消。

📖 特殊辅导

对于多动症症状严重并且有学习障碍、社交困难的学生，应该增加特殊辅导或心理治疗。这些学生可以在下午放学后参加学校的特殊教育小组辅导，包括学习技能辅导、社交技能训练。有明显的语言表达或运动发育问题的学生，还可以接受语言治疗或运动训练。

📖 怎样正确看待孩子的学业成绩

我们来看一下小林的故事。

在一次家长会上，老师说小林课堂作业马虎，家庭作业也经常不交。小林的妈妈听后十分着急，她把孩子的学业看得十分重要，认为成绩就意味着孩子未来的命运。从那以后，她投入了大量的时间和精力在小林的学习上，每天监督孩子做作业。小林有时心生怨气、含着眼泪去做作业。每次一出错，妈妈就批评责骂，有时甚至还动手打孩子。渐渐地，小林开始在放学后回避妈妈，有时在外边玩不回家。很多时候，小林做完老师留的作业，妈妈还要额外要求他做课外练习题，这时小林就会说头疼。小林对妈妈越来越疏远，拒绝和妈妈亲热。妈妈感到很伤心，她向小林的爸爸哭诉：孩子心目中已经没有妈妈了，孩子不明白她是为了他的未来好。

在和心理医生交谈中，小林表示现在对妈妈很厌烦，他说妈妈现在只关心他的学习、作业。当医生问到小林对学习进步是否感到满意时，他说："那不是我的成绩单，是她的。"小林表现出烦恼和苦闷。

希望这个案例能给我们更多的启示。

亲子关系和学习成绩，父母到底要什么

亲子关系是指在孩子成长过程中父母与子女形成的一种互动的关系，在互动中彼此的需要可以获得满足，彼此的行为与价值观能符合社会、文化的期望与目标。父母们应该认识到：

1. 亲子关系是一种神圣的情感交融和信赖，是维系一切学业成就的基础，不要以任何不必要的、过分的压力去践踏亲子关系。

2. 亲子关系的失败会令亲子双方都痛苦不堪。

3. 学校往往过早地把监督孩子学业的责任交给了父母，这对家庭生活和亲子关系都造成了一定的影响。给低龄儿童布置作业，坦率地讲就是给儿童的家庭布置作业，是把作业同时布置给了家长和孩子。家长们只是想方设法地让孩子完成作业，却很少去想想为什么要完成家庭作业。可能繁多的作业让孩子记住了知识，却损害了学习动机。繁重的家庭作业是造成儿童厌学的重要原因。要和老师商量，根据孩子的能力适当减免作业。

4. 没有过多的作业，也不一定就能和孩子有良好的亲子关系，就能避免亲子关系受到损害。亲子关系不是自生自长的，需要父母持续不断地投入爱，亲近孩子，对孩子保持理解、关注、尊重和信任。

5. 孩子一天天长大，一天天有了自己的个性，但这不一定会伴随着亲子情感联系的弱化。过于强调父母的权威，排斥孩子的不同想法，就会导致亲子感情的丧失。学业功课，确实对于一个孩子的成长至关重要，但并不是成长的全部。

6. 亲子关系是一种互动的关系。在童年早期，是父母呵护孩子。随着孩子的长大，亲子变为一种朋友的关系。孩子长大成人，父母日渐衰老，又需要孩子的照顾、尊重。意识到这一点，也许有助于父母和孩子顺利度过孩子的青春期。

父母应该优先关注什么

修复小林和妈妈关系的第一步是要弄清楚培养一个健康的、幸福的、适应良好的孩子，父母到底应该优先关注什么。以下是一些必备因素：

1. 父母首先要给孩子提供充足的衣食，为孩子提供一个安全的港湾。

2. 让家庭成员感受到彼此之间的需要、关爱、重视、尊重、呵护，大家都乐意承担自己的责任和义务，这样才有家的感觉，才有那种作为家庭一员的温馨。家能给予孩子的是生活和发展的根基，也是人生的动力之源。

3. 要为孩子的品德发展打好基础。也就是说，要让孩子受益于家庭成员的德行才智，为孩子的社会化做好准备。

4. 指导孩子学会做人，学会处理与他人的关系。这关系着孩子人际交往的适应力。学会等待、秩序、分享、倾听、赞扬、谅解、与同伴合作，这是父母必须教给孩子的生活技能。如果孩子没有朋友，不能为同伴所接纳，得不到别人的认可和尊重，他们的生活肯定是痛苦的，是黯淡无光的。

5. 培养孩子博爱的精神。每个人都是社会的一个成员，教育孩子要有集体主义精神，并承担自己应尽的义务。尽管学校集体活动对此有帮助，但作为父母承担着主要的责任，要引导、支持、鼓励孩子融入社会大家庭。

6.孩子身体和心理的健康和谐发展，不仅仅要注意饮食、加强锻炼、讲究卫生等等，还要让孩子获得能够自己照顾自己的生存技能，要能够通过休闲、娱乐、业余爱好和体育运动等等来追求快乐，获得幸福和满足。

培养一个孩子的健全人格，远比完成作业、获得高分重要。功课并不是孩子的唯一。获得优异的成绩，考上名牌大学固然值得赞赏，但绝不可强求，为此而损害了亲情更是得不偿失。

面对小林难以完成的作业，该怎么办呢？心理治疗师在和老师的会谈中，与老师达成了一致的看法：小林不能完成课堂作业是课堂上的问题，而不是家里的问题；要是这个问题真能解决，也只能在课堂上解决。于是老师对小林的课堂作业进行了调整，对家庭作业也做了相应的调整。

下一步要减轻小林妈妈监管作业的负担，主要通过两个办法：一是让小林的爸爸也分管一部分作业；二是改变以前妈妈和孩子单纯以学习为中心的亲子关系。治疗师设计了一些郊游、娱乐活动，在活动中禁止谈论学习问题。鼓励妈妈用赏识和表扬对小林予以关注。开始时小林好像对这些措施还有点怀疑，随着他慢慢习惯了这些变化，他在妈妈面前的焦躁不安、对妈妈的冷淡和逆反开始减退，开始愿意与妈妈一起活动了，也愿意让妈妈观看他参加集体活动和游戏了。妈妈觉得他们的关系已经基本恢复正常，重新找回了曾经的亲情。父母调整了他们的期望，觉得小林的成绩处于中等水平是可以接受的。

所以，在追求孩子力所能及地获得学业成绩的同时，一定不要忽视了其他的方面。要让孩子成才，首先要让他学会做人。不要让你与孩子的亲情成为片面追求学业成绩的牺牲品。要正确地对待孩子的学习，对待孩子的成绩。片面追求学业成绩，是舍本逐末、得不偿失的事情。

在这个全民重视学业的时代，要父母放弃对孩子成龙成凤的期望确实难，但是对待学习能力有限的孩子，是学业重要，还是身心健康重要，值得父母深思。多动症孩子仅仅在注意力、耐心方面有问题，但其冲动性可能促使他们在表演艺术或运动方面表现出众。在某些需要狂热和激情（例如销售、谈判、做生意）的职业上，他们可能比较容易抓住机遇而成功。扬长避短，在完成一般学业的同时，保护孩子的自尊和自信，才是最重要的事情。

第四部分　多动症养育难点问答

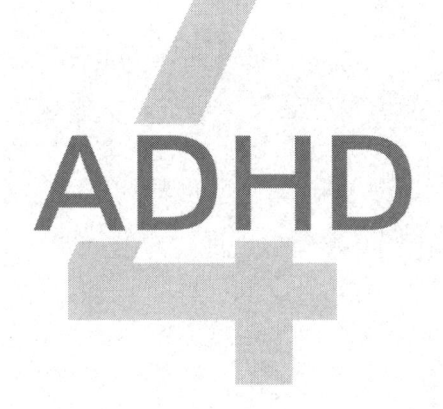

帮助改善孩子行为操作中的难点

1. 孩子希望延长这个特别时间，家长可以答应吗？

　　一般来说，特别时间是在15~20分钟，不建议把这个时间延长至20分钟以上，因为这样很容易就会让事情发展到崩溃的边缘。你和孩子两个人可能都觉得在一起相处20分钟很容易，因此你们对相处会产生越来越大的信心。如果你和孩子真的很享受这段时光，那么稍微延长一点也是没有害处的。

2. 给孩子太多的赞美和欣赏，会不会让孩子每次做事情都希望得到这样的回应？

　　孩子希望他付出的努力得到认可和强化是太正常合理的事了，这也是我们成人都期待的。在工作中，我们通过工资得到了强化，如果停发工资谁也不太可能继续回去上班。我们都希望别人对自己的努力与付出有一点感激之情。这也是孩子想要的，没有什么过分的。记住，表扬孩子是一个好的习惯。

3. 家长要做的事情太多了，没有时间怎么办？

很多家长都觉得自己很忙，没有时间。很多有问题行为的孩子所在的家庭都是这样，家长们整天忙着工作，分配给养育孩子的时间少之又少，对孩子的教育重视程度严重不够。如果孩子已经确诊患有多动症，你一定要下定决心花时间去帮助孩子，不要失去耐心。如果对这么重要的事情连每天腾出15分钟都做不到的话，那真不配做父母。

4. 在特别时间里，家长不知道要对孩子说些什么，脑子里总冒出疑问句，该怎么办？

很多家长很长时间没有单独跟孩子相处了，第一次可以试着描述一下孩子的行为，一定要拿出一点热情来。用下面的陈述句代替疑问句吧。

把疑问句转换成陈述句

"你在干什么呢？"转换为："我不太懂你做的事，但看起来好像很有趣。"

"你从哪儿学的？"转换为："我以前从来没看你做过这个，我猜你是在学校学的吧。"

"你为什么要那样做？"转换为："宝贝，你这么做太聪明了！"

"那是什么颜色的？"转换为："我觉得以前没怎么看过与这相似的颜色。"

"这个应该怎么操作呢？"转换为："你知道吗，我真的想看看要怎么操作才能完成这个任务。"

5．在特别时间进行到一半的时候，孩子顶嘴或表现粗鲁，还需要继续完成这个特别时间吗？

在特别时间里，当孩子有不好的表现时，家长可以直接走开，眼睛暂时看看其他地方。一般来说，立即取消积极关注会让孩子感到懊悔，他会改善自己的行为。如果他那样做了，就意味着你积极关注了孩子的正面行为，忽视了他的负面行为，获得了相应的成果。但是，你别期待着能立刻看到这样的效果。一开始，孩子很可能把惯用的伎俩全都用一遍，而你需要坚持用新技巧对此做出反应。如果孩子的不良行为持续下去，那么就干脆暂时离开当时的情境，可以说："我不喜欢你的玩法，我们过会儿再玩吧。"

6．特别时间进行一个星期了，孩子跟以前的表现没有什么不同，还要继续做下去吗？

家长设定特别时间并不是为了暂时取悦孩子，而是要练习成为优秀的管理者的技巧，努力成为孩子行为的深度观察者，并给予正面的反馈。若孩子的行为暂时没有改变，请耐心等待，需要一定的时间才能达到目的，孩子不会一夜之间就发生改变。经过一段时间，你和孩子都会开始更愿意跟对方在一起了。你不只是为了得到某种回应而有预谋地对孩子产生兴趣，你与孩子的相处会变得越来越有意思、有乐趣。度过特别时间不再是一种义务，而是一种特权。

7. 家长可以利用特别时间作为奖励或激励，让孩子更加听话吗？

不可以！特别时间是为了让家长练习成为更好的管理者，不是为了奖励孩子之前遵守了要求，也不应该因为孩子当天表现不好而缩短特别时间。特别时间的目的是运用正面管教进行父母教养练习。实际上大多数孩子都喜欢特别时间。

8. 把零食和小点心作为孩子听话的奖励会引起进食障碍吗？

偶尔把零食作为奖励不会引发肥胖或进食障碍。家长只需要确保用小份的点心、无糖汽水或零食，不要给一整袋子或一整罐食物，要尽量用比较有营养的零食作为奖励，但需确定这些零食一定是孩子非常想要的。

9. 当孩子每次完成家长要求做的事情时都给予表扬，孩子会不会感觉到被操纵？

很多人会发现，对孩子每次按要求做事都给予表扬这件事听起来容易，做起来就不那么容易了。如果你以前和孩子说话的方式经常是尖酸刻薄的，现在你忽然变得经常表扬他了，孩子可能会觉得你是不是有什么目的。切记，你做的所有的事，都是因为你对孩子的爱，你想要真正帮助他，就要尝试真诚地、发自内心地回应。你可以告诉孩子："我在努力改变我的表现，这会让我们两个人相处得更愉快。我觉得很多时候你做得都特别好，我却没有告诉你。"

10. 无论家长做什么事情孩子都来打扰，在旁边喋喋不休，如果不回答就会拉家长衣服或打家长，该从哪里开始练习？

在这样的情况下，设定优先事项并稳步开始是非常重要的。如果你每周要花一小时做文案工作，那么这样的工作就不适合作为优先事项。先选择比较简短的活动，比如从你上洗手间这件事情开始训练。你可以假装要去洗手间，这样就可以让孩子经常练习在你上洗手间时不要来打扰你。

11. 当家长告诉孩子不要边吃东西边说话、不要大声跺地板、不要打弟弟等时,孩子不但不听,还会经常去做,该怎么办?

"不要"做什么,这样的指令都是负向的。先要把指令变成正向的。当家长提出的指令是想让孩子做什么而不是不让他做什么时,孩子的反应是完全不一样的。比如,不要说"别一边吃东西一边说话",换成"吃完这口饭,再说话"。不要说"别在地板上跺脚",换成"在家里把鞋脱掉,脚就不会出太大动静了"。不要说"不要打弟弟",换成"要是你把乐高玩具拿过来,弟弟会很愿意跟你玩"。

12. 在实行代币积分计划时,家长不在孩子身边,由保姆(或老人)照顾孩子该怎么做?

当别人(保姆、老人等)照顾你的孩子时,孩子不会因此不好意思。他们会对自己有能力赚积分非常有热情且引以为傲,他们愿意分享这个体验。有父母分享过,他们把6岁的儿子让保姆照顾,开始时有些担心,但当他们刚要离开家时,孩子已经开始跟保姆介绍他的积分系统了,孩子显摆他的"银行"里存了多少"钱"。需要注意的是,保姆一定要有责任心并且是成年人,才能允许她参与到这个计划中来,并且告诉保姆或其他照顾人,这个计划只能用于奖励而不能用于惩罚。

13. 孩子列出了一大堆一次也没兑换过的特权，这样的计划能有用吗？

只要孩子对获取清单上的某些奖励还有兴趣，并且愿意为了获取奖励而好好表现，就不是没有用。特权清单常常需要进行持续性调整，尽量让它有效果。定期重新看一下清单，比如每月1次，根据你的经验进行一些改善。把从来没有或者极少兑换的特权删掉，或者降低它们的价位，然后问问孩子他对哪些新的特权感兴趣。

14. 家长列了一堆任务在清单上，但孩子完全没有做，该怎么办？

与对特权一样，家长应该定期检查自己列的任务。有时父母对于改善孩子的行为过于激进，他们把自己期望孩子做的事情都列在了清单上，而不管这种期望能否现实。最好的办法是，开始列出的大部分任务应该是你觉得孩子可以做但很难坚持做完的事情。这样，孩子有机会完成这些事情得到积分，并能为增加积分而主动再去做。

孩子没有做，也有可能是因为家长想激励孩子去做的任务所对应的代币或者积分还不够，可以考虑增加这项任务的代币或积分。如果是想减少孩子的某些行为（如打扰别人），那么就算孩子不去打扰别人的时间只增加了一点点，也要让他获得代币或积分。这样一来，孩子也许只有5分钟没打扰别人，但他也能有成就感，并且会主动把时间延长，以获得更多的代币或积分。

15. 代币积分计划需要坚持多长时间？如果没有了这个计划，孩子还会一直这样做吗？

很多时候，父母们在开始使用一个方法之前就想讨论停止之后的事情，这就反映出，他们对改变还缺乏准备。有些父母说得很好听，但要他们真的做些事情来帮助孩子时，就会看到他们缺乏奉献精神。这可能表示，父母并没有真正理解多动症是一种发展障碍。如果孩子的身体残疾了，他必须坐在轮椅上，父母不会问"我需要给孩子坐多久轮椅？"同样，多动症儿童父母要理解的是，因为这些孩子动机缺失，物质奖励对孩子来说几乎是必需品。

请先为这个项目计划2个月时间，父母们会发现，如果你坚持得好，孩子的行为可能会有很大的改善。还有一种可能，父母自然而然地淡出了这个项目，因为随着时间的推移，他们开始松懈、难以坚持了。在这种情况下，如果孩子的行为没有出现问题，你可以维持原状。如果出于某种原因你很想终止奖励计划，要告诉孩子你会用1至2天时间试试没有奖励计划会怎样，此时孩子仍然享有正常的常规特权，但是只有表现好并遵守大多数要求才有。如果孩子的行为保持得像实施计划时那么好，就可以无限期地延长试验期。如果孩子的行为再次出现问题，要赶快恢复计划。

16. 当孩子没有足够积分兑换他想要的特权而不断要求提前预付时，家长妥协会有什么结果？

当你告诉孩子要开始这个计划时，你要非常坚定地解释清楚：只有他在某些方面表现得好时才能奖励代币或积分，包括他能在要求提出的第一时间照做，并且用特别好的态度完成任务，或者做了清单上没有列出的比较特别的事情。家长要将特权收在自己手里直到孩子做到了才给，这样才能让他学会提前思考享用特权的事，否则就相当于孩子手里有了一张信用卡，可以提前消费了。

17. 对于孩子来说，原本一些理所当然的事情，在实施代币积分制度后需要"计算价钱"了，要怎样跟孩子解释？

在向孩子介绍计划时要重点强调其目的是奖励他干了非常棒的事，即使在你眼中他目前并没有做很多超级赞的事情。如果你能表达出对他的信心，他就会有动力开始有很棒的表现了。

如果他有意和兄弟姐妹比较，要温和地指出他在一些具体事情上出现了问题，而其他兄弟姐妹却没有，比如准时穿好衣服去上学、不动手打朋友、听到指令第一时间去做等。

也可以根据孩子的年龄和思维能力，试着在更大的社会背景下介绍这个系统：特权和奖励，就像生活中我们想要拥有的很多东西一样，都得在社会上表现得好才能得到。这既适用于成年人也适用于儿童。如果想被善待，我们就要遵纪守法，满足某些社会品行的标准，比如礼貌、尊重和善良。孩子在项目中越努力，他获得的奖励就越大，这如同工作中的额外付出会带来奖金和升迁。给孩子讲自己的真实经历，讲得越多就越可信。也可以解释，代币或积分系统跟货币系统差不多，我们用工作换取工资，然后用这些钱来置办生活中想要和需要的东西。

18. 有的孩子在实施代币积分制度后仿佛一夜间变成了天使，这种变化会长久吗？

这个效果有望持续下去，但可能不会维持这么高的投入度和积极性。因为一般情况下，新的计划都会有大约 2 至 3 周的蜜月期，在这期间孩子的行动力非常强。一旦计划成为常规，新奇感会逐渐消失，孩子行动的动力也会随之消失。但孩子不会停止行动，只是进取心会退步一些。这时就需要在计划的一两周后配合惩罚制度，父母对此要有心理准备。

19. 父母中的一方不想参与代币积分计划可以吗?

这样不好。如果是妈妈在家陪孩子，那么她往往扮演着较重要的角色。但是如果父母都在家的时候就要一起使用这个系统，才可能达到管理的一致性。可以向不愿参加的一方具体介绍一下能给予孩子奖励的行为，如孩子不打断晚餐时父母的谈话或照顾宠物。一旦掌握了窍门，他就会愿意参与计划。

20. 家长非常努力地向孩子介绍代币积分计划，但孩子拒绝参与，怎么办?

这种情况在高度对抗的儿童身上会出现。发生这种情况可能有以下原因：你给孩子的积极关注还不够，代币制度是建立在良好的亲子关系之上的；也可能是孩子对家长的一种试探，因此家长的耐心、真诚和坚定的态度很重要。家长要凭自己的力量继续执行这个计划，列出孩子热衷的有趣的事情作为常规特权。如果孩子没有获得任何积分，家长就保留这些特权。不出几天，即使孩子不情愿，他也会开始合作。

21. 代币积分计划可以用在其他孩子身上吗?

代币积分计划除了可以帮助改善多动症孩子的行为，即使对不叛逆的孩子使用这种奖励系统，他们的行为也会有所改善。

如果家长把这个计划用在每个孩子身上，就意味着家长需要跟踪和观察的"银行账户"多了，也更耗时了。如果说保证给予特权和监督任务的一致性和可预见性是你家里的首要任务，那就值得一做。

22. 怎样能确切地知道代币积分计划的效果呢？

家长看到孩子在一天中有更加稳定的良好表现，可以有计划地提供代币或积分，用代币或积分换取各种有趣的特权，这样就可以避免孩子听话的意愿时高时低。因为这些奖励和他们所能"买"到的特权比单纯的赞美和关注更有吸引力，孩子有望取得更快的进步，同时其顺从度会出现比较明显的提升。

此外，如果这个计划起作用了，家长应该会感到比较放松和自信。采取更有组织、更有计划、更公平的方法来管理孩子的行为，对父母来说都意味着减少一些令人不快的意外。如果你在坚持执行计划，就不用去听孩子的抱怨，而且孩子也不必再忍受不确定性，因为不知道什么时候赶上你心情好你就给他一个特权，或者遇上你心情不好就不给了。

最重要的是，要发代币或积分，就需要你随时留意孩子的行为，迫使你更加关注孩子的积极行为；反过来，孩子为了获得奖励也会更加寻求你的关注。你们会越来越亲近，那就是亲子关系本该有的样子。

23. 计时隔离的方法以前用过，却没有什么效果，是哪里出了问题？

有可能你用过的办法和我们介绍的办法存在差别。

你在愤怒时采用计时隔离并不是看重它的快速、系统、合理，而是这可能已经是你万不得已才使用的惩罚方法了。这表示你已经多次重复命令，也就是你在孩子出现不遵守规则的行为之后，并没有立即实施惩罚；或是你很生气，所以执行惩罚的时间太长了；又或是你不分情况地使用了惩罚。

你也可能对孩子说："你待在房间里，直到你愿意好好表现为止！"很多家长都会这样说，但其实在这里，惩罚已经被置于孩子的控制之下了，因为本应该由你来决定孩子什么时候或是否可以离开房间。

你设置的隔离时间可能过于随意，比如 5 分钟，却忽略了孩子的年龄或问题的严重程度。如果对于一个 10 岁的孩子惩罚 5 分钟，就不会有什么效果。如果针对一个小失误，就给一个较小年龄的孩子定 20 分钟的惩罚时间，你就是在给自己挖坑。这样长时间的隔离是不必要的，因为可能会导致孩子在这段时间里出现不当行为。

也许孩子一求饶你就屈服了。在你带他去坐椅子或送他回房间时，他可能会承诺自己会听话。如果你因此让他逃脱惩罚，那么计时隔离就不能成为一种工具，而只是一种空洞的威胁。

24. 如果轻微的身体力量没办法让孩子坐到椅子上进行计时隔离，怎么办？

别再使更大的劲儿。可以采取处罚大额罚金的方式，比如罚 50% 的日常收入、告诉孩子他被禁足一天、不可以离开家、没有电子游戏玩或不能给朋友打电话等等。当孩子自己愿意去椅子上接受隔离惩罚时，禁足将会取消，但是罚款仍然生效。

25. 如果孩子的错误行为不在本周实行计时隔离的目标范围内，怎么办？

惩罚孩子的机会总是有的，如果孩子闹得太离谱了，也可以有例外，或者采取两种方法合并惩罚。

26. 家里正好有客人时，孩子违反了规则，怎么使用计时隔离？

继续执行惩罚。很多家长会觉得家里有外人在场时执行惩罚会有些尴尬，但是如果让孩子接收到这样的信息，当有外人在时，所有的要求和规则都不算数，那家长应该猜得到，在家长最不愿意看到的时候会有很多的不当行为出现。家长可以平静地向客人解释或道歉，像没有客人在时那样继续进行下去。如果客人是邻居或亲戚家的孩子，让这个孩子离开就可以了。

27. 给哥哥捣乱是孩子最成问题的行为，如果对这个问题用计时隔离，他会一整天都坐在椅子上，该怎么做？

先试着把问题分解成比较狭义的违规行为。比如可以把规则定为"在哥哥写作业时不去打扰"，就可以在弟弟打扰哥哥写作业时对他进行计时隔离的惩罚。同时，当弟弟没有打扰哥哥写作业时，可以通过表扬和奖励代币的方式进行强化。

28. 当孩子的问题出现在家以外的地方，无法带一把椅子进行计时隔离怎么办？

计时隔离最好只限在家里使用。首先，在进行一些改变之前，最好在家里先形成一套体系。其次，你需要对这个方法有足够的自信，当你在公共场合惩罚孩子时，就不会被目睹这个过程的陌生人的反应所打倒。最后，很有可能当计时隔离在家里奏效时，孩子的整体行为都得到了改善，包括在公共场合的行为。短短几周的时间，你就会发现再也不需要在公共场合使用计时隔离了。

29．使用计时隔离的惩罚方法让一些家长感觉很不适，怎样调节？

很多父母都极其不喜欢管教孩子，因为这非常耗费时间跟精力，还常常引起争吵，激发孩子的负面情绪。有的家长害怕伤害和孩子的感情，担心孩子不再爱他，所以感觉疲倦不适。但是，家长要保持长远的眼光，这样做会让孩子短时间感觉不快乐，但是从长远看能让他更好地改善自我、更加幸福。

所有的父母都要管教孩子。很多父母都在纠正孩子的错误行为。你要知道，目前的冲突是暂时的，当你的孩子已经了解越快安静下来就会越快离开椅子时，计时隔离的频次和持续的时长就会降低。经过一段时间，你的孩子对你的尊重也会增加。作为父母，你的角色非常重要，孩子只有通过你才能社会化，将来才能以良好的品质进入更广阔的社会。

30.当要送孩子去隔离椅进行计时隔离时，孩子会马上答应家长的要求，这时可以取消惩罚吗？

不可以！你提出要求就是让他马上服从要求。如果孩子没有开始行动，即使在去隔离的过程中他决定马上遵守要求，也应该处罚隔离，你的目的是想让他响应你初始的命令或警告。在去执行隔离的路上孩子终于服软，虽然从表面上看他服从要求而不予惩罚合情合理，但你应该继续执行隔离，即使是短暂的隔离。

31. 孩子抱怨说隔离是不公平的，因为大人不需要这样做，该怎么办？

父母可以直接告诉孩子，青少年和成年人其实也有隔离惩罚，那就是拘留或进监狱，目的是一样的，只是时间要长得多。

32. 孩子因为家里的小泰迪表现不好而用计时隔离的办法惩罚它，这样对孩子有影响吗？

孩子用隔离的方法管理自己的小狗，说明他觉得这种方法是有效的。他扮演家长的角色时，表现得很严厉，是在模仿良好的育儿技巧，对他来说是件好事，说明这个方法开始内化了。关键在于，角色扮演是否伴随着行为的改善。

33. 孩子在公共场合一直为所欲为，计时隔离对他会有用吗？

如果你只是在家里虚张声势，那孩子就不会认真对待你的要求。但是如果你一直坚持立场，孩子就会相信你说的话是认真的。如果你已充分表明你会像说的那样执行计时隔离，那孩子在公共场合就不会挑战你的权威。

34. 如果孩子在公共场合出现不当行为，可以明确告诉他回家后会受到计时隔离的惩罚吗？

对于大多数孩子来说，这种"等我们回家再说"的方法是没有说服力的。他们需要你对不当行为立即采取行动，就像他们的良好行为需要直接地肯定一样。许多叛逆的孩子，尤其是患多动症的孩子，他们对时间感知的能力有障碍，他们无法通过思考以后会发生什么来控制他们现在的行为。

这就是为什么你要持续在家里使用代币积分或计时隔离，要在家庭中灌输这个理念：每个行为，不管是积极的还是消极的，都会换来你始终如一并且可以预测的回应。如果你因为一些原因无法当场施加惩罚，就在笔记本上记下违规的行为，或者在孩子的手上做出明显的标记，作为即时反馈，预示以后会有严重的后果。

35. 如果老师不愿意协助完成孩子的每日行为报告卡，怎么办？

首先，试着向老师解释，孩子每日行为报告卡的工作实际上更多的是靠家长来完成，老师需要做的只是记录行为等级，一天只需花几分钟时间，其他工作都是家长来处理。

询问老师，是否愿意尝试做一个星期。如果发现孩子的行为在一周内有所改善，请老师重新考虑这件事。

一般情况下，老师都不会完全拒绝，因为教师是很专业的职业，他们不会不肯牺牲自己几分钟的时间来帮助家长改善班里孩子的行为。

36. 如果孩子带回来的每日行为报告卡上所写的行为等级大部分是4级和5级，家长该怎么应对？

假设家长觉得老师的评级不公平，就得靠自己的判断。如果孩子抗议说自己无辜，而且你对评价结果也不太接受，那就找老师谈谈，询问一下孩子的不当行为的具体细节。也许老师有点过于激进，他的理念可能是：评分很差的报告卡可能会更快更有力地促进孩子改变。但现在家长体验到积极强化比过度惩罚更有效，如果能跟老师巧妙地解释一下就好了。如果老师不能理解，就委婉地给老师提个建议：在报告卡上加上孩子容易表现好的项目，这样孩子就会继续努力主动改善他在学校的表现。

37. 孩子总是忘记记下家庭作业，怎么办？

试着让孩子用报告卡的背面来记作业。请老师帮忙指导孩子把作业写在报告卡的背面，按照时间顺序记录。每节课后，请老师在对孩子的行为进行评分和签名之前，先检查一下他是不是准确地记下了作业。这样，当孩子回到家，他就有了一份准确的家庭作业记录。

38. 通过每日行为报告卡，孩子在教室里有了明显进步，但是在操场上还是很松懈，规则也不起作用，为什么报告卡在那里没有起到激励作用？

所有的孩子都需要在课间休息时释放多余的精力。在这个自由活动时间，一般的孩子偶尔犯个错误都是很正常的。对于多动症孩子来说，问题可能是因为场景改变，他忘记了规则。请老师在课间休息之前使用"出声思维，提前思考"的办法，提醒孩子课间休息的规则，强调这些规则都列在了报告卡上，提醒孩子，操场上的老师正在监督他。

39. 孩子竭尽全力跟家长对抗，不带行为报告卡回家，该怎么做？

孩子不肯把行为报告卡带回家，对此一定要严厉惩罚。比如等同于报告卡上评价最差时应该有的惩罚力度，或者中断他平时通过代币积分系统购买的所有特权。

40. 有的家长认为执行代币积分计划会花费很多时间,如果这么做是不是就没有别的生活了?

在最开始的一周确实需要一些时间来适应,但是这会变成一个固定的习惯,因此很快就不觉得特别麻烦了。特别是,孩子会非常主动地帮忙,会很高兴通过积分银行进行存款和取款。如果一开始你觉得疲倦和累心,请记住:你用 2 个月的时间去解决孩子有可能延续一生的叛逆问题,这个时间花得很值得。

家长和教师需要了解的常见多动症知识

1．多动症是一种天赋吗？

不是。有些人把多动症描绘成一种天赋，他们认为多动症给患者带来了一些其他人不具备的优势，比如创造力。你已经阅读了前面章节的内容，了解了多动症的神经发育根源、症状以及多动症引起的执行功能问题等相关内容，那么把多动症描绘成某种优势就是错误的。首先，它歪曲了科学发现——在已经发表的成千上万篇关于多动症的学术文章中，没有一篇发现多动症会给患者带来一些特殊的优势、天赋、能力或其他特质。其次，这种观点最大限度地弱化了多动症的严重性，也可能导致人们由于误解而产生虚假的希望。最糟糕的是，这种想法可能会剥夺孩子所需要的帮助，因为"天赋"是不需要治疗的。

2．多动症分几种亚型？

多动症分为三种亚型：注意缺陷为主型、多动冲动为主型和二者混合型。

注意缺陷为主型的儿童没有明显的多动和冲动行为，他们上课从不捣乱或违反课堂纪律，但是他们不能够集中注意力听课、做作业，他们总是控制不住做白日梦，胡思乱想。家长和老师的反应是"他做事时总走神""他好像从来没有听我说话"。

多动冲动为主型的儿童精力十分旺盛，总是不分场合地动，做事缺乏耐心，不能够等待和忍耐，常常会情绪不稳定，容易发脾气。这类儿童上课时小动作多、捣乱，打扰周围的同学，经常不经允许就脱口回答问题，同伴关系很差，容易被老师看作是有品行问题或缺乏教养的孩子。

混合型的儿童同时具有多动冲动和注意缺陷两种症状。

3．多动症会影响孩子的一生吗？

随着年龄的增长，多动症儿童的多动水平会下降，但是有30%~80%的多动症儿童的部分症状会持续到青少年阶段。而且多动症患者在青少年阶段发生交通事故、物质滥用、反社会行为、行为障碍等问题的概率均高于普通人群。多动症儿童常伴有对立违抗、学习障碍、情绪障碍等问题。成人多动症反社会人格、反社会行为、违反交通规则等的发生率都明显高于普通人。他们往往社会经济地位较低，社交能力低下，受教育程度和工作能力低，换工作的频率高，无论给个人、家庭还是社会都造成了很大的负担。

4. 多动症与学习障碍有什么不一样？

学习障碍儿童是对智力正常但是学习成绩落后的一类儿童的总称，是对在听、说、读、写、推理或数学等方面的获取和应用上表现出显著困难的一群不同性质的学习异常者的统称。学习障碍包括阅读障碍、写作障碍、数学障碍等。

多动症儿童的障碍是大脑执行功能上的障碍。他们的注意力问题经常导致学习成绩落后，因此有人把多动症看作学习障碍的一种类型，但这种看法是错误的。多动症和学习障碍是从两个不同的定义来加以规定的，一个是自我控制能力的落后，一个是听、说、读、写的问题，但并不是所有自我控制能力落后的儿童都有学习障碍。

有多动症和学习障碍的个体在人群分布上有重合。大约有三分之一的多动症儿童有学习障碍。而有多动症同时兼有品性障碍的儿童，比同时有学习障碍的概率更高。许多学习障碍儿童同时表现出多动症儿童的行为，他们患有多动症的概率是普通儿童的 7 倍。

5. 为什么多动症的孩子玩游戏时可以长时间集中注意力，但学习时不行？

很多家长会认为，注意力有问题的孩子，应该在所有的活动包括游戏中也不能集中和保持注意力，既然孩子能长时间玩游戏，就不可能有注意力障碍。但是越来越多的专家认为，注意力障碍仅仅表现在学习上。在游戏中，多动症儿童和普通儿童差别不大，都能够兴奋且投入。但他们面对枯燥的学习任务时，就明显不同了。普通的孩子能够按照要求完成作业，而多动症的孩子则拖拉、磨蹭、效率低下。因为多动症的孩子的自我调节能力和反应抑制能力落后。人只有在接受刺激产生的必要的兴奋并抑制不必要的兴奋时才能很好地完成任务。多动症儿童的抑制能力落后使得他们学习时容易受到外来的干扰，而游戏与学习不同的是游戏能够带来即时的快乐满足，不需要预见，不需要抑制其他比它更本能的兴奋，因此多动症孩子在玩游戏时也能够像普通孩子一样很好地坚持。所以，多动症的儿童不是没有注意力，而是不能够调控和分配自己的注意力，在完成枯燥的任务的过程中更是如此。因此一个能够坚持玩游戏和做他喜欢的事情的孩子也可能有多动症。

6．多动症有性别差异吗？

从临床上来看，男孩多动症的发病率要明显高于女孩，男女比例大约为3∶1~9∶1。男女虽然都有可能患多动症，但男孩由于天性好动，因此伴有多动症状的较多，而女孩相对较少，易给人留下智力较差的印象。因此男孩多为混合型多动症，女孩多为注意缺陷为主型。还有研究发现，青春期之前，整体而言，男孩比女孩有较多的行为困扰；青春期之后，这种不平衡的现象会消失。女孩多半以防卫的方式处理问题，所以较少发展成向外的干扰（例如攻击行为），而是多发展成向内的问题（例如退缩、害怕）。

7. 多动症会遗传吗？

一般认为，遗传在多动症中有着非常重要的作用，也就是说，直系亲属如果患有多动症，则子女患有此病的概率会大大增加。科学家采用家族史和双胞胎研究的方法发现，家族中若有一人被诊断为多动症，其他成员也有可能患有此症。在1990年发表的一篇研究报告中指出，患有多动症儿童的家庭成员患有此症的概率为25%，远比对照组5%的概率高。由此可见，如果家中有一个患有多动症的孩子，则其他人患有此症的概率将大大增加。

越来越多的研究发现，遗传可以解释绝大部分儿童的多动、冲动行为，而环境对多动症的解释远不如遗传作用那么显著，由此可见遗传的力量。

针对多动症患者先天的缺陷，科学家已经发明大量有针对性的药物来治疗多动症，并取得了显著效果。

8. 多动症可以不治而愈吗？

有人认为多动症是儿童发展中的自然现象，长大就会好了。这类父母往往会对孩子的注意力问题不予干预，只等着"长大就好了"。普通儿童的注意力确实会随着年龄的增长而有所改善，但是对于多动症儿童来说，情况要复杂得多。

研究表明，到了中学之后，多动症儿童在保持注意力的时间、冲动的控制和多动方面的确有所好转，但这些多动症孩子的行为表现与同龄人相比还是存在相当大的差距。另外，进入青春期的多动症孩子表现出各种各样的不适应问题。如60%以上的多动症孩子出现对权威的反抗和不顺从行为，他们不听从老师的指挥，与同学的关系更加疏远。有至少40%的人经常打架，具有强烈的攻击性。与其他同学相比，他们发生行为问题的可能性更大，如经常逃学、厌学，留级的人数也较多。他们也有较大可能有吸烟、喝酒、聚众闹事等不良行为。

由此可见，对于患有多动症的儿童，应该及时干预，如使用药物、进行行为训练。对家长、教师、学校中的心理健康专员进行专业指导能帮助多动症儿童改善行为。

9. 多动症儿童与一般的顽皮儿童有哪些不同？

多动症儿童与一般的顽皮儿童在某些方面十分相似，如都会表现出上课不专心听讲，爱搞小动作，影响或妨碍别人的学习、休息等，但二者的实质是不一样的，主要表现在：

第一，注意力方面的区别。多动症儿童在任何场合都不能较长时间集中注意力，即使是看图画书、动画片也不能专心致志。他们的注意力不集中是普遍性的、弥散性的，并不针对特定的任何场合，缺少明显的环境诱因。但顽皮儿童却不同，他们在看动画片、图画书时能全神贯注，还讨厌其他孩子的干扰。顽皮儿童的注意力不集中是在特定的场合或针对特定对象而出现的，他们的注意力不集中几乎总是由环境诱发。

第二，行动目的性方面的区别。顽皮儿童的行动常有一定的目的性，并有计划和安排。而多动症儿童没有此特点，他们的行动较冲动且杂乱，有始无终。

第三，自控能力方面的区别。顽皮儿童在陌生环境中有自控力，能安分守己，不再胡乱吵闹。而多动症儿童没有这个能力，他们不分场合。

10. 多动症儿童会产生哪些不合理的信念？

多动症儿童的主要缺陷发生在自我控制和自我管理上，他们管理和控制情绪的能力比普通儿童落后。在发展的过程中，多动症儿童对于自己的情绪的了解、调控、激励以及识别他人的情绪方面都相对落后。他们我行我素，不管不顾，经常发脾气，从而造成人际关系不佳。

多动症儿童的内在语言能力较普通人落后，他们很难通过合理的自我言语来形成合理的自我信念，甚至很少通过内在言语来控制自己的行为。他们更容易形成一些不合理的信念，尤其是绝对化信念，常常觉得"我必须……，他必须……"。一旦这种绝对化的要求很难实现，他们会由此产生一些不合理的自言自语，如"糟糕透顶""我不能忍受""我真没用"等等。这容易导致他们产生低挫折忍耐力，而低挫折忍耐力又会导致个体产生更强的挫折感。大量研究发现，多动症儿童容易焦虑、愤怒，自尊、抑郁情结比较严重。

11. 多动症儿童常见的情绪问题有哪些？

多动症儿童容易出现的情绪问题有焦虑、抑郁、冲动、愤怒。这正是多动症儿童给人不成熟的感觉的重要原因。研究发现，多动症儿童的智力很好，情商却极为低下。他们有很好的创造力、想象力、思维能力，但常常不能控制自己的行为，不能很好地与人合作，不能坚持到底。

多动症儿童的焦虑情绪要比普通儿童高很多。他们不是不想学习，而是学不好；不是不想努力，而是不能自控；不是不想跟同伴发展良好的关系，而是自己过于冲动。他们有愿望，有动机，虽然付出努力了，但仍然失败了，所以他们会焦虑，而且过多的失败让他们格外焦虑。

有一部分多动症儿童容易出现抑郁情绪，尤其是那些比较内向的多动症儿童。这些孩子经常受到老师、家长的责骂，经常遭受学业失败和人际冲突，对学习以及自己的能力非常不自信。一旦家长和老师没有好好处理他们的自卑情绪，没有给他们足够的支持，他们就容易形成抑郁的情结，甚至慢慢发展成抑郁症。

很多多动症儿童会表现出行为不能自控，极易与人发生口角，经常勃然大怒，给人非常不成熟的感觉。这也是很多多动症儿童常伴随对立违抗障碍的原因。

12. 为什么多动症儿童的人际关系较差，缺少朋友？

多动症的儿童通常在学校中很少有好朋友，一般人也不愿意与他们交往，集体也容易排斥他们，主要是由于他们自我控制能力差，在情绪和行为上有特殊性。

多动症儿童的情绪经常不稳定，时好时坏，遇到困难就容易急躁，遇到挫折就会立刻失去信心，面对新的环境时不能很快适应，不受同学们喜欢。他们情绪冲动、任性、我行我素，不听劝告，易激惹，易发脾气，易与同学争吵，甚至打架。多动症儿童的活动过度，尤其是在课堂和公共场合干扰秩序，经常让同学们反感，因而同学们不愿意与他们交往。

13. 提高阅读能力对于克服多动症孩子的注意缺陷有帮助吗？

有，而且非常大。因为许多多动症儿童只是阅读时注意力不集中，或涉及文字学习时注意力不集中，而在别的方面没有问题，如玩电脑游戏。阅读需要字形和字音的转录与解码，这对于多动症儿童是枯燥的任务，因此为了克服注意力缺陷，家长一定要加强孩子的阅读训练。

为孩子创设良好的语言环境很重要。人的语言能力是在3~8岁形成的。家长应当为幼儿创设并引导孩子接触一定的阅读环境，在与环境的互动过程中加强早期阅读训练，培养孩子的早期阅读能力。早期阅读活动重在为孩子提供阅读经验，因而需要向孩子提供含有较多阅读信息的教育环境。

选择适合多动症儿童年龄特点的阅读材料。在为多动症儿童选择阅读材料时，要选择色彩鲜明容易吸引儿童注意力、图画内容简单有趣能让儿童有兴趣看下去并能够发挥想象力和创造力的内容；文字要优美、朗朗上口，避免短而重复。家长还要适时为孩子调整阅读内容，并且将阅读活动渗透到一日活动的各个环节中。

14. 如何培养多动症儿童的时间感？

很多孩子不知道今天是几月几日，不知道一年有几个季节，现在是什么季节。还有的孩子没有星期几的概念。较复杂一点的时间感是对钟表的指认，知道现在是几点钟了，是上午还是下午。

家长可以通过以下方式培养多动症儿童的时间感。

给孩子准备好一个描述四季景色的画片，让孩子指认；给孩子准备一个日历，让他每天上学前都撕掉一页，并记住是星期几，或几月几日；进行时间估算练习，先教给孩子分和秒的概念，掌握之后，点燃一支蜡烛，让孩子判断蜡烛烧完后，用去了多长时间；过生日时，让孩子说出自己的年龄；当孩子写字时，家长可有意地计算时间，然后用一个等级表示现有时间，如果孩子用的时间有所减少，就给予一定的奖励。

15．家长如何帮助学习困难的多动症孩子？

在帮助学习困难的多动症儿童时，父母应该从以下方面入手：

首先，了解孩子出现的学习困难有哪些表现。儿童如果出现学习困难，会影响他的情绪和学习积极性，可能会出现一些症状，如自尊水平较低，有自暴自弃的倾向；容易规避责任，将失败的原因归结于外在因素，自我要求不高；控制时间的能力不足，不能有条理地安排事情的先后顺序；对学习的兴趣降低；经常无法完成学校规定的课业；学习方法和态度不好；缺乏主动自律的行为；人际关系不良，欠缺沟通与表达能力；出现退缩或攻击行为。

其次，家长要及时帮助孩子克服学习困难。因为孩子一旦跟不上学习进度，就容易产生恶性循环。家长要进行生活化的辅导活动，创设游戏化、生活化的情境，来帮助孩子学习，提升学习兴趣和成效。抽象概念的学习应由观察与操作具体事物开始，可使用一些辅助材料，如直尺、玩具等帮助孩子理解知识。尽量减少不必要的外界干扰，使生活单纯化，营造好的学习环境。简化作业，一次只给一项作业。随时检查孩子的学习过程与结果，及时给予反馈。

16. 什么是行为矫正法？

在多动症孩子的管理中，行为治疗是一种有效的、基本的干预措施，是其他治疗方法的基础。其宗旨是改变父母的教养态度，建立一套赏罚分明的家庭管理办法。治疗的成功取决于父母的耐心和恒心。只要坚持下去，一步一步去做，你将会看到你的家庭在改变，孩子也在改变。对于年龄较大的孩子，单纯被动地推动不那么有效，需要改变他们的认知。

根据强化和消退的原理，当一个好的行为出现时给予强化，如赞扬、奖励，可以增加该行为的发生频率。当一个不良行为出现时不予强化或有意忽略，会使儿童的不良行为逐渐减少。

行为治疗的基本方法是奖励、消退和惩罚。如果想让孩子的一种行为继续下去，那么就奖励他的这种行为。如果不喜欢孩子的某一行为，但该行为并不会造成危险或令人不能忍受，那么就不理睬该行为。如果你必须阻止孩子的一种危险的或无法忍受的行为，那么就惩罚他的这种行为。

17. 家长应该如何改变对多动症孩子的态度？

多动症孩子会给家庭带来无数的问题和麻烦，他们从来就不能安安静静地待在一个地方。他们不听指令，不容易合作，是典型的"麻烦制造者"。在养育多动症孩子的过程中，家长会承受更多的压力，付出更多的努力，遇到更多的挫折，而且最后得到的可能会很少。家长一定要学会照顾自己，只有如此，才能更好地照顾孩子。

家长不妨从这几个方面做起：一是当孩子出现多动行为时，家长一定要克制自己，不要大声责备，冷静地采取相应的行动。多动症孩子不喜欢听道理，他们对更为实际的结果和反馈比较有感觉。因此要采取行动，即时奖惩，而不是大呼小叫。二是父母对于孩子在特定情境下的行为完全可以预测到，因此在做事情前，要约法三章。开始任务前，先停下来，让孩子重复一遍规则，然后再去行动。三是作为家长，你是个成年人，应该用冷静的头脑处理问题，尤其是对于多动症的孩子，要无条件地接纳。四是父母还要学会原谅，原谅孩子犯的错误，同时原谅自己。

18. 家长在面对情绪困扰时，如何管理自己的消极情绪？

当要发火时，家长不妨做到：安静地坐下来，拿出纸笔，想想过去几个星期来，当你觉得有压力、容易发怒、生气或抱有敌意时，在那之前发生了什么事。先看看针对第一件事情，你做些什么可以避免它发生。你当时的反应是不是让事情更加糟糕？你有没有采取其他的途径来解决问题？现在专注在一项压力源上，闭上眼睛想一想，下一次能避免就避免。为了提醒自己，将压力源写在小纸条上，贴在醒目的地方。每天花几分钟，想想你行动的计划，让自己在面临危机时更加有信心。

19. 家长应该如何教育青春期的多动症孩子？

青春期的孩子有特殊心理规律，如爱逆反，所以家长要学会控制自己的情绪。

家长应改变自己不正确的期望。对于亲子冲突，家长常会认为是孩子的态度有问题，事实上，家长的态度也可能有问题，如果家长希望孩子改变态度，首先自己得改变态度和想法。

家长要给多动症的孩子设定明确的家规和外出规则。青春期的孩子会想各种办法来摆脱父母的控制。如果你认为自己的孩子逆反性很强，不妨运用一下民主的方式，让他参与到外出规则等家规制定的过程中来。

父母要保持一致，执行并落实家规。监督和执行家规比制定家规更加重要。父母的意见和要求保持一致很重要，父母要齐心协力来监督和执行家规。

家长要与孩子保持正面有效的沟通，对孩子的要求要认真，而不是随便说说而已。

20. 含有咖啡因的咖啡、茶叶或其他食物是否有助于多动症儿童？

19世纪70年代，一些大众媒体的早期报道认为咖啡因可能对多动症有效果，但该领域的科学研究并没有证实这种说法。因为咖啡因作用的是大脑中完全不同的一种神经递质，咖啡因作用的是腺苷，抑制的是腺苷受体。因此建议家长只考虑专业医生开的药品。

21. 药物对多动症孩子的行为和情绪产生了什么作用？

兴奋剂药物在保持长时间注意力和对任务的坚持度上会产生积极的效果。这些药物会减少儿童的躁动不安和总体活动量。在很多案例中，多动症孩子在课堂作业上的注意力提高很大，以致他们的表现看起来似乎和普通孩子一样。服药后，多动症孩子的冲动程度更低，攻击性更小，破坏性行为也会更少。整体而言，这些药物可以提高个体的执行功能和自我约束力。因此，你可以更好地理解为什么医生会常常推荐多动症孩子服用这些药物。

22. 兴奋剂类药物可以让多动症孩子服用吗？

在 20 世纪 80 年代和 20 世纪 90 年代中后期，媒体曾出现反对兴奋剂药物的风潮，尤其是对哌甲酯（治疗多动症的药物）的反对声音很大，这是错误且令人遗憾的。因为如果哌甲酯被列为非成瘾性药物，那么内科医生在开处方时就会更加方便。虽然普通大众对多动症孩子使用这类药物的态度一直存在争议，但是科学界对于此类药物的安全性和有效性并无任何争议。

23. 兴奋剂类药物会让儿童成瘾吗？

很多人都听说过成年人在服用兴奋剂药物之后往往会情绪高涨、异常愉快或有异常的幸福感。事实上，只有在把药物碾碎并直接吸食药粉，或者直接将药物做血管注射或服用过高剂量的情况下，人们才会出现上述症状。孩子通过口服的方式摄入这些有医生处方的药物极少出现异常欣快感。父母往往担心孩子对兴奋剂药物产生依赖，但多项研究表明，至今未发现孩子在服用这些药物后会成瘾或产生药物依赖。

24. 兴奋剂药物会抑制儿童的发育吗？

早在 20 世纪 70 年代，一些研究发现，服用兴奋剂药物可能会抑制儿童的身高和体重的增长。近期更科学的研究结果表明，事实并非那样。尽管在服用药物的首年或次年，孩子的身高可能比平均正常身高少 1 厘米，但是孩子在成年后的最终身高以及骨骼的大小并不会受到这些药物的影响。至于药物对孩子体重的增长的影响也是极小的，可能就是在第一年接受药物治疗时增重比正常要少 0.5~1 公斤。在服药后的第三年和第四年，研究则没有发现药物对儿童的身高或体重有明显的影响。不同的孩子对于药物的反应是不同的，因此服药的孩子要定期复查，及时调整药物或剂量，以确保孩子的发育情况没有受损。

25. 兴奋剂药物在提升多动症孩子学业表现上能带来持续效果吗？

如果简单地看待学业表现并且期望兴奋剂药物能够立竿见影地增加孩子在某一学科上的学业知识和技能，那么只能说，这在短期内是做不到的。这些药物本身并不含有任何知识，因此，药物也不会在孩子服用它们时就自动变成知识被消化掉。这些药物的作用是通过增加孩子集中注意力的时间，提高他们的注意力，从而帮助他们在完成课堂任务时展示他们所掌握的内容。

参考文献

[1] 周建荣，徐林，万梓豪，等．家庭环境因素对儿童注意缺陷多动障碍的影响．中国社会医学杂志，2020（37）．

[2] 钱昀，刘乐，姜文庆．综合干预治疗与单纯药物治疗对注意缺陷多动障碍患儿疗效的随机对照研究．中国儿童保健杂志，2020（28）．

[3] 樊宁，杜亚松．注意缺陷多动障碍患儿社会技能缺陷的研究进展．中国儿童保健杂志，2019（27）．

[4] 余文玉，肖农，杨自真，等．沙盘游戏疗法对注意多动障碍儿童心理行为干预效果研究．中国康复医学杂志，2018（33）．

[5] 陈意文．家庭中的正面管教——日常教养难题的

SFBT 训练法．中国妇女出版社，2015.

[6] Richard D.Parsons 学校里的焦点解决治疗——将理论转化为实践．中国轻工业出版社，2013.

[7] 郑毅，刘靖．中国注意缺陷多动障碍防治指南．中华医学电子音像出版社，2015.

[8]（美）菲尔普斯．水面之下：菲尔普斯自传．中信出版社，2009.

附　作者研究的课题

基于家校合作的儿童多动症综合干预研究

一、课题研究的背景

（一）选题缘由

教育部《中小学心理健康教育指导纲要（2012年修订）》关于心理健康教育的目标与任务中心理健康教育的具体目标包含：对有心理困扰或心理问题的学生，进行科学有效的心理辅导，提高其心理健康水平。

笔者对区域内各小学进行特殊学生的情况调研，结果显示，多动症问题是每所学校都存在的问题；多动症问题在学校特殊学生中的占比较大。《中国注意缺陷多动障碍防治指南》中指出，国际上有 6%~9% 的学龄儿童受累于多动症。我国小规模的调查也发现有 4.31%~5.83% 的学龄儿童患该种疾病；也就是说，在一个 40 人左右的班级里有 2 至 3 人可能患有多动症。该病呈慢性过程，60%~80% 的多动症可持续到青少年，50% 会延续至成年期。在与班主任的访谈中，班主任老师反馈：班级中有 1 至 2 名多动症儿童，会大大增加老师日常管理工作的工作量，由于缺乏有效方法应对，班主任感觉很挫败，无法胜任工作。

对 99 名班主任的调查问卷结果显示，51 人的班级里有多动症的儿童；85 人听说过多动症，但并没有科学的认知；89 人认为多动症儿童的干预应该由家长来承担；75 人认为多动症孩子影响学业成绩和人际关系；83 人感觉多动症儿童非常牵扯精力，没有有效的应对方法，希望得到专业指导。

（二）研究意义

本研究试图解决的问题，第一个是教师和家长的认知问题，当班级里（家中）有多动症倾向或者是确诊为多动症的儿童时，班主任（家长）首先能有一个科学的认知，认识到多动症是一种神经发育障碍，是儿童的大脑执行功能障碍，而不是家长的教养方式、儿童的态度或其他问题导致的，要运用科学的方式，如服药、调整养育方式、专业心理辅导等方法进行干预。第二个是解决单一的干预方式，如单一的药物干预、单一的心理方法干预、单一的家庭或学校干预。本研究通过家校合作的综合干预方式，由心理教研员、学校教师及家长分工合作，共同参与，充分发挥家庭、学校两方面的力量和优势。在方法上，采用指导家长带孩子就医、学习调整养育方式；指导教师科学认知多动症，学习焦点解决短期治疗方法；心理教师利用沙盘游戏等心理方法进行干预，帮助改善多动症儿童的核心症状，同时使多动症儿童的人际交往、自信心、学业成绩等各方面得到良性引导，并能够建立起较好的支持环境。同时，提升家长的胜任能力、学校班主任的班级管理能力。

课题在选题上选取了在班级中的占比很小的研究对象，即多动症儿童，多动症儿童比例和人数虽然相对很小，但解决之后对于班主任和班级、家长和家庭的影响颇大。

二、文献综述

儿童多动症的临床表现为与生长发育不协调的不同程度的注意力涣散、冲动任性及活动过多等症状，同时伴有学习障碍、品性障碍、情绪障碍等多种认知缺陷。目前多动症治疗的主要目标是缓解症状，改善患者的大脑功能，使其无论是在用药还是不用药的情况下，症状完全或者基本消失，不再达到多动症的诊断标准。目前多动症儿童的常规干预措施主要包括药物治疗、心理行为治疗等。

研究表明，单一的药物治疗能够控制儿童的注意缺陷多动症状，但是不能改进其学业成就和技能，也不能帮助他们提高应对问题的能力。药物治疗伴随有药物的不良反应，患有多动症的儿童家长担心影响孩子的身体发育，依从性较差，治疗时的应用具有局限性。

在近些年的文献中可看到，对于儿童多动症干预的研究除药物治疗、中医治疗，较多采用的是心理疗法，有沙盘游戏、积极心理学、正念、认知行为、绘画等等。其中也有药物加心理综合干预，并且取得了一定的干预效果。

在多动症儿童的干预中，学校教师的干预研究较少，主要原因是多动症是一种发育障碍，大部分情况必须使用药物治疗，并非学校教育可以解决。另外，药物治疗存在副作用，因此发展了许多非药物治疗，如神经反馈、认知疗法、家庭治疗等。这些干预手段需要具备专业的、丰富的知识经验，学校心理健康教师和班主任并不擅长此类专业治疗方法。然而儿童的学业、同伴关系、师生关系方面需要在学校环境中进行。学者们认为，在学校干预中，任课教师和心理健康教师可以频繁接触儿童，在这种条件下，以焦点解决短期治疗、积极心理学、沙盘游戏等进行干预具有非常显著的优势。研究显示，那些功能良好的多动症患者，虽然符合多动症的诊断标准，但是他们的一些表现也具有积极的方面，如精力充沛、创造力强、能量和干劲大、乐于助人等，因此教师可以在日常发掘多动症儿童的优势以及积极情感，理解接纳他们的问题，帮助他们面对困难，使他们身上的症状慢慢减轻。

在国内某个城市一项对51例多动症儿童家长的调查结果显示：多动症儿童家长获取该疾病相关知识的途径比较单一，了解程度不够；对多动症儿童表现出的注意力不集中、过动、爱插嘴等没有足够认识，因而没能及时就医；父母性格暴躁、急躁易怒或少言内向，对多动症儿童的不遵守纪律、人际交往差等外显行为的管理态度过于专断、强硬，常采用打骂、惩罚、教育说理等处理方式进行纠正，因而增加了多动症儿童的叛逆、对立违抗等行为；父母管教方式或严厉或过度照顾。

综合以上的研究和调查，我们需要整合医学、教育、家庭和社会各方面的力量，整体改变儿童的行为模式和心理状态的综合干预模式，以更全面地促进多动症儿童的健康成长。国内相关研究指出多动症儿童宜采取综合干预的方式，力求获取多向的支持，提倡家、校、社共育理念，以家、校分工合作，心理学方法为主和药物为辅综合干预，帮助多动症儿童改善症状，对儿童人际交往、自信心、学业成绩等各方面产生良性引导，建立起较好的支持环境。

三、研究设计

（一）核心概念

多动症

多动症是注意缺陷多动障碍的俗称，全称是 Attention deficit and hyperactivity disorder，简称 ADHD。注意缺陷多动障碍，在我们的日常生活中被叫作多动症，它指的是发生于儿童时期，与同龄儿童相比，以明显注意集中困难、注意持续时间短暂、活动过度或冲动为主要特征的一种综合征。当前学界将多动症定义为一种神经发育障碍，它发生在男孩身上的概率要高于女孩。

2021 年，包括中国优秀的多动症研究者在内的来自 27 个国家的 80 名该领域的著名研究人员，在学术期刊《神经科学与生物行为综述》上发表了一篇名为《世界多动症联盟国际共识声明：关于多动症的 208 个基于证据的结论》的论文，论文回答了一个长期以来困扰着人们的问题：为什么有人会患上多动症？文中基于大量科学研究事实得出了结论，对于大多数多动症患者来说，遗传和环境风险因素累积起来导致了这种疾病。

多动症的病因主要是遗传因素，也包含环境因素，但后者只占病例的一小部分。

多动症最常在小学时期被确诊，其症状在童年期较为突出，且具有损害性，在青春期相对稳定，但有些个体会发展为反社会行为。

多动症分为三种亚型，即注意力缺陷型、多动\冲动型和二者的混合型。

基于家校合作的综合干预

基于家校合作的综合干预主要有两方面，第一个是干预的主体，是指由心理教研员、学校心理教师和班主任教师、多动症儿童家长分工合作，共同参与，主要在学校和家庭中实施。第二个是干预的方法，以教师、家长科学认知教养和焦点解决短期治疗、沙盘游戏疗方法结合为主，药物治疗为辅的综合模式。充分发挥家庭、学校两方面的力量和优势，不仅能有效改善多动症儿童的核心症状，还能对儿童人际交往、自信心等各方面产生良性引导，并能够建立起较好的支持环境。

（二）研究目标

1. 探索多动症儿童家庭及学校对多动症孩子科学教养的原则和方法，建立家校综合干预模式。

2. 探索在学校中利用焦点解决短期治疗和沙盘游戏干预多动症孩子的问题行为的实效性。

3. 形成在家庭中改善多动症孩子行为的操作步骤。

（三）研究内容

1. 家庭及学校对多动症孩子科学教养的原则和方法的研究。

2. 利用焦点解决短期治疗和沙盘游戏干预多动症孩子的问题行为的实效性研究。

3. 在家庭中改善多动症孩子行为的操作步骤研究与实践。

（四）研究方法

本课题的主要研究方法如下：

1. 文献法：通过查阅、学习儿童多动症相关书籍、论文扎实理论基础，为课题研究做理论指导。

2. 调查法：对家长、心理健康老师和班主任进行问卷及访谈调查，了解多动症儿童数量、家长教师认知情况及干预态度方法等，为课题研究提供依据。

3. 个案研究法：有意识地选举一些典型的案例，通过案例来示范及解决研究中存在的一些共性问题，给本课题参与者提供一些借鉴。

四、研究的重点和难点

1. 研究的重点：

多动症儿童家长及学校教师对多动症的科学认知和态度，

是本课题研究的重点。只有对多动症有了科学认知，才能真正调整亲子互动、师生互动模式，才能用科学的方法进行干预。

2. 研究的难点：

多动症对于学校教师来说是特殊且人数较少的群体，但他们的行为表现对班级的影响却很大，因此老师能持续使用科学方法对待他们是很难的。对于家长，养育一个多动症孩子，需要花费的精力是普通孩子的 2 倍以上，因此父母能持续保持饱满的精力、正向积极的情绪也很有挑战性。

五、研究的实施计划及人员分工

本课题研究主要是心理教研员、心理健康教师、一线班主任教师、多动症儿童家长指导多动症儿童的实践研究。基于以上情况，该项课题在研究过程中，主要有如下安排：

1. 准备工作阶段

（1）搜集整理儿童多动症相关文献。

（2）对全区小学班主任进行"儿童多动症情况"问卷调查。

（3）对 10 所学校 1 至 3 年级学生进行全员筛查，初步确定疑似多动症儿童名单。

（4）对参加课题的学校心理教师进行培训，设计并初步形成操作方案。

2. 实施阶段

按照操作方案实施,并根据实际操作情况适时调整方案:

(1)对参加课题的班主任和学生家长进行多动症相关知识培训。

(2)分别对多动症儿童家长和班主任进行焦点解决短期治疗技术的体验式培训,同时要求家长和班主任在日常生活和工作中进行应用。

(3)家长和教师按照操作方案中的每周任务分解表实施,并做好记录,心理教师进行指导,每周反馈给心理教研员。

(4)指导心理教师利用沙盘游戏进行个别辅导和小团体辅导。

(5)根据多动症儿童具体情况建议药物辅助治疗。

上述过程是一个循环的过程,根据实际情况进行实践、指导、培训、再实践。

3. 总结阶段

(1)收集整理分析"基于家校合作的儿童多动症综合干预研究"的原始资料,包括前期的问卷。

(2)收集整理"基于家校合作的儿童多动症综合干预研究"案例。

(3)撰写《基于家校合作的儿童多动症综合干预研究报告》。

六、预期研究成果

1. "基于家校合作的儿童多动症综合干预研究"结题报告

2. 专著：《多动症儿童的科学养育与干预：家校合作指导手册》

3. 论文：《焦点解决短期治疗技能认定如何帮助多动症孩子》

七、参考文献

[1] 周建荣，徐林，万梓豪，等．家庭环境因素对儿童注意缺陷多动障碍的影响．中国社会医学杂志，2020（37）．

[2] 钱昀，刘乐，姜文庆．综合干预治疗与单纯药物治疗对注意缺陷多动障碍患儿疗效的随机对照研究．中国儿童保健杂志，2020（28）．

[3] 樊宁，杜亚松．注意缺陷多动障碍患儿社会技能缺陷的研究进展．中国儿童保健杂志，2019（27）．

[4] 余文玉，肖农，杨自真，等．沙盘游戏疗法对注意多动障碍儿童心理行为干预效果研究．中国康复医学杂志，2018（33）．

[5] 陈意文．家庭中的正面管教——日常教养难题的SFBT训练法．中国妇女出版社，2015．

[6] Richard D.Parsons 学校里的焦点解决治疗——将理论转化为实践. 中国轻工业出版社，2013.

[7] 郑毅，刘靖. 中国注意缺陷多动障碍防治指南. 中华医学电子音像出版社，2015.